Monika Murphy-Witt

Wie Zappelkinder ruhig werden

Spielerische Förderung für unruhige und hyperaktive Kinder

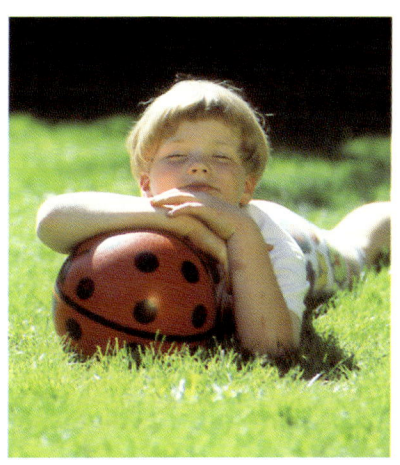

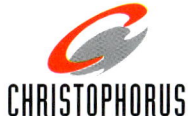

CHRISTOPHORUS

Inhalt

Vorwort   4

**1 Wie Zappelphilipp & Co.
ihre Umwelt aufmischen:
Symptome, Ursachen,
Diagnose von ADS**   6

Kannst du nicht mal stillsitzen?   6
ADS: Was ist denn das?   8
Junge Wilde: Wie sich ADS
    bemerkbar macht   10
Chaoten wider Willen:
    Warum bist du nur so?   12
Schlecht erzogen oder krank?
    Wie sich ADS feststellen lässt   14
Nur eine Phase
    oder lebenslänglich?   18

**2 Die Unruhe bekämpfen:
Was Fachleute dagegen tun**   20

Medikamente: Mit Aufputsch-
    mitteln die Bremse anziehen   20
Sensorische Integrationstherapie:
    Den Reizhunger stillen   22
Psychomotorik: Das Gehirn auf
    Trab bringen   24
Homöopathie: Die Selbstheilungs-
    kräfte aktivieren   26
Ernährungsumstellung:
    Reizstoffe vom Teller verbannen   28
Verhaltenstraining: Schlechte
    Angewohnheiten wegtrainieren   30
Was Ihrem Kind
    sonst noch gut tut   32

**3 Die Balance finden: Warum die
Förderung der Sinneswahr-
nehmung so wichtig ist**   34

Die drei Basissinne:
    Das Fundament fürs Lernen   34
Sinnliche Wahrnehmung:
    Basis für sinnvolles Handeln   36
Sinnesreize: Die Baumeister
    unserer Gehirnarchitektur   38
Sinnvolle Förderung:
    Dosierte Nahrung für die Sinne   40

4 Am eigenen Leib spüren:
   Was Eltern tun können   42

   Sinnlichkeit im Alltag   42
   Mit Fingerspitzengefühl:
      Training für den Spürsinn   44
   Gut dosiert: Training für
      den Eigensinn   50
   Balance halten: Training für den
      Gleichgewichtssinn   56

5 Im Lot bleiben: Wie sich der
   Alltag meistern lässt   62

   Die Ruhe bewahren   62
   Die Reizflut kanalisieren   64
   Spielzeug und Computer:
      Weniger ist mehr   66
   Konzentrationstraining
      auf lockere Art   68
   Ganz entspannt
      im Hier und Jetzt   70
   Regeln lernen will gelernt sein 72
   Grenzen geben Halt   74
   Wutanfälle schadlos überstehen 76
   Mit Aggressionen umgehen lernen 78
   Aller Anfang ist schwer: Hilfen
      für den Schulstart   80
   Mit allen Sinnen lernen   82

6 Sich rundherum wohl fühlen:
   Wie die ganze Familie mehr
   Streicheleinheiten bekommt   84

   Ein Alltag zum Wohlfühlen   84
   Stress lässt sich vermeiden   86
   Raus aus der Isolation   88
   Wohlbefinden geht durch den
      Magen   90
   Wellness zu Hause   92

Wo es Rat und Hilfe gibt   94

   Nützliche Adressen   94
   Bücher zum Weiterlesen   95

Vorwort

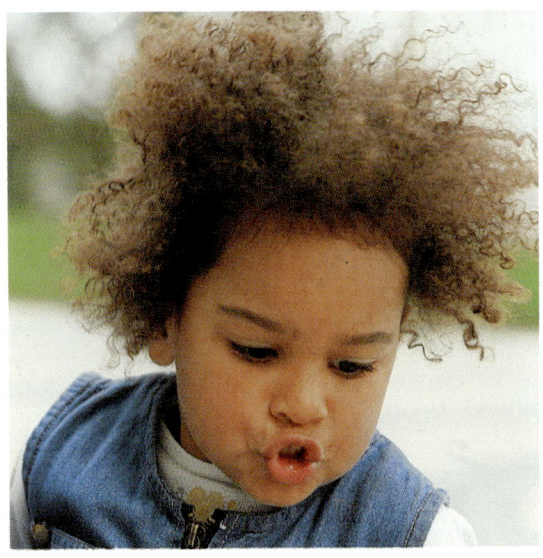

Vorzeigekinder sind sie absolut nicht: Sie zappeln und toben, sind unruhig, laut und wild. Sie reagieren oft impulsiv ohne nachzudenken und rasten bei jeder Kleinigkeit gleich aus. Sie können sich schlecht konzentrieren, akzeptieren weder Regeln noch Grenzen, ecken überall an und sind oft aggressiv. Solche Kinder rauben ihren Eltern den letzten Nerv. Und es scheint immer mehr davon zu geben. Zappelphilipp, Störenfried, Nervensäge und Co. sind auf dem Vormarsch. Aufmerksamkeitsdefizit-Syndrom (ADS) heißt die Diagnose, die zur Zeit in aller Munde ist. Hyperaktivität scheint zur Modekrankheit geworden zu sein. Doch sind diese unruhigen Kinder vielleicht nur ein typisches Phänomen unserer hyperaktiven Zeit – wie Handys, Kurzurlaube und prall gefüllte Terminkalender? Undenkbar wäre es nicht. Schließlich ist Hyperaktivität zum Zeitgeist geworden. Unser Alltag wird immer hektischer. Wir hasten von einem Termin zum nächsten – im Beruf wie in der Freizeit. Wir zappen und surfen durch Kanäle und Netze wie durch unser Leben, hüpfen sogar mit unseren Kindern von einer Aktivität zur nächsten, stets auf dem Sprung zu neuen „Events". „Hopping" heißt dieses Gesellschaftsspiel. Sieger ist, wer immer mehr Aktivitäten in immer weniger Zeit packt. Spitzenreiter darin: die „Generation @", die heute 14- bis 29-Jährigen. Wie können unsere kleinen Kinder in einer solchen Gesellschaft noch Ruhe bewahren? Und trotzdem sind Zappelphilippe nichts Neues. Es gab sie schon immer. Vielleicht fallen sie heute in unserer bewegungs- und kinderfeindlichen Gesellschaft nur mehr auf. Wer seine Zeit vor dem Fernseher und Computer verbringt, statt Fußball zu spielen, wer im Auto von einem Termin zum nächsten kutschiert wird, wer statt auf den Spielplatz zu gehen durch Shoppingcenter eilt, kann seinen natürlichen Bewegungsdrang nicht ausleben. Doch irgendwann lässt dieser sich nicht mehr unterdrücken – und sprengt damit oft den allzu engen Rahmen, in dem Kinder heute in unserer modernen Zivilisation leben müssen. So wird das normale Bewegungsbedürfnis kleiner Menschen häufig schon als hyperaktives Verhalten angesehen.

Fest steht, dass das Aufmerksamkeitsdefizit-Syndrom (ADS) mit und ohne Hyperaktivität eine anerkannte Krankheit ist. Etwa acht Prozent aller Kinder hierzulande leiden darunter – und mit ihnen jeweils eine ganze Familie, immer in der Gefahr, an dieser extremen Belastung zu zerbrechen. Jungen sind fünf- bis neunmal häufiger betroffen als Mädchen, insgesamt eine gute Million Kinder allein in Deutschland. Doch die Abgrenzung zwischen echter Krankheit und Zappeligkeit ist schwierig. Hier möchte dieser Ratgeber Eltern Hilfestellung geben. Wenn Sie also selbst so einen Zappelphilipp zu Hause haben und sich Ihnen der Verdacht aufdrängt, Ihr Kind könnte unter ADS leiden, finden Sie in diesem Buch wichtige Warnzeichen, Symptome und Checklisten, mit denen Sie das überprüfen können. Denn auch wenn eine exakte Diagnose nur von Experten gestellt werden kann, sind es Sie als Eltern, die in der Regel als Erste Verdacht schöpfen und auf einer Abklärung bestehen müssen – je früher, desto besser.

Sie erfahren in diesem Ratgeber aber auch, welche therapeutischen Möglichkeiten zur Verfügung stehen, sollte sich der Verdacht bestätigen. Und vor allen Dingen, was Sie selbst Ihrem Kind Gutes tun können. So finden Sie in diesem Buch

○ zahlreiche Anregungen, wie Sie die sinnliche Wahrnehmung Ihres Kindes verbessern, seine drei Basissinne, den Spür-, den Eigen- und den Gleichgewichtssinn, gezielt trainieren und so Ihrem Kind wichtige Anstöße für seine Entwicklung geben können, etwas, das speziell für ADS-Kinder von großer Bedeutung ist;

○ viele Ideen, wie Sie Ihr Kind ganz individuell und spielerisch zu Hause fördern können – mit einfachen Mitteln und ohne großen Aufwand;

○ wichtige Tipps, wie Sie Ihrem Kind optimale Lebensbedingungen schaffen und bei Alltagsproblemen helfen können;

○ einige Vorschläge, wie Sie als Eltern trotz Ihrer extremen Belastung nicht Ihren Mut und Ihre Geduld verlieren und wie sich die Familie trotzdem zusammen wohl fühlen kann.

Sicher, eine Therapie durch Fachleute können diese Vorschläge keinesfalls ersetzen – aber sie können sie ergänzen. Denn ADS ist mehr als Zappeligkeit und Unruhe. Schnell können sich daraus Folgeprobleme wie Sprachstörungen, Lern- und Schulschwierigkeiten, ein gestörtes Sozialverhalten und Aggressivität entwickeln. Eine Therapiestunde in der Woche reicht da nicht aus. Doch ein häusliches Umfeld, das Schutz und Halt bietet, und Eltern, die mit Verständnis, aber auch mit Konsequenz Hilfestellung im Alltag geben und spielerisch versuchen, Defizite auszugleichen, können viel dazu beitragen, dass ein ADS-Kind sich gut entwickelt. Wir wünschen Ihnen dabei starke Nerven, viel Erfolg und jeden Tag ein bisschen Spaß.

Wie Zappelphilipp & Co. ihre Umwelt aufmischen:
Symptome, Ursachen, Diagnose von ADS

Kannst du nicht mal stillsitzen?

Geschafft! Morgens um neun ist Gaby, die Mama des fünfjährigen Manuel, schon das erste Mal am Tag fix und fertig. Endlich hat sie ihren Sohn im Kindergarten – etwas Zeit zum Verschnaufen. Denn sobald Manuel wieder da ist, fegt er wie ein Wirbelsturm durchs Haus. Dann gibt's nur eines: größere Schäden und Ärger zu verhindern ...

Manuel ist ein Zappelphilipp, der direkt aus dem berühmten „Struwwelpeter"-Buch von Dr. Heinrich Hoffmann entsprungen sein könnte. Früh um sechs geht es los: Dann steht er neben dem Bett der Eltern und will unbedingt wissen, warum es donnert, ob Hunde Schokolade mögen oder was er jetzt spielen solle. Er singt, lärmt und tobt so lange, bis die ganze Familie wach ist. Reagiert niemand auf ihn, wird er so sauer, dass bei seinem Gebrüll ohnehin alle senkrecht im Bett stehen. Von dieser allmorgendlichen Störung konnte ihn bisher nichts abbringen. Auch ein konsequentes „Nein, wir wollen noch schlafen" beeindruckt Manuel wenig. Er gibt nicht eher Ruhe, bis jemand aufsteht.

Von da ab steht sein Mund den ganzen Tag nicht mehr still. Seine Arme und Beine aber auch nicht. Ununterbrochen ist er in Bewegung, rennt, hopst, hüpft, klettert irgendwo hinauf, springt wieder herunter, wälzt sich auf der Erde, flitzt hin und her. Dabei schießen seine Kräfte oft undosiert übers Ziel hinaus. Und auch seine Bewegungen sind tollpatschig und wenig koordiniert. So stößt er häufig irgendwo gegen. Doch Schmerzen spürt er dabei meistens nicht.

Von morgens bis abends auf Achse

Nicht einmal beim Essen kann er ruhig sitzen: Manuel rutscht auf seinem Stuhl hin und her, wippt, springt zwischendurch immer wieder auf, läuft weg, kommt zurück, stopft sich schnell einen Bissen in den Mund, boxt seinen kleinen Bruder, kriecht unter den Tisch, taucht wieder auf, isst noch einen Happen – eine wahre Katastrophe! Und nicht selten fällt dabei noch ein Glas Saft um oder die Tomatensoße wird verspritzt. Chaos auch im Kinderzimmer. Ist Manuel zu Hause, ist der ganze Raum in Windeseile verwüstet. Alles ist mit Spielzeug übersät. Überall sind Bausteine, Buntstifte,

*Puzzleteile verteilt. Kaum hat er ange-
fangen, sich mit dem Kran zu beschäftigen, wird der in die Ecke geworfen und
etwas anderes hervorgekramt. Alles wird
begonnen, nichts zu Ende gebracht. Auf
nichts kann er sich lange konzentrieren.
Ständig ist er auf dem Sprung zu neuen
Taten. Auch seinen kleinen Bruder lässt
er nicht in Ruhe spielen. Dauernd mischt
er sich ein, wirft einen Turm um, nimmt
ihm das Bilderbuch weg.*

Ständig Zoff

*Im Kindergarten hat es wegen solcher
Störaktionen schon des öfteren heftigen
Ärger gegeben. Aber nicht nur deswegen! Viel schlimmer sind Manuels
körperliche Attacken: Immer wieder
rempelt er andere Kinder an, schubst,
tritt, kratzt, beißt, schlägt oder bewirft
sie mit Sand. Ob auf dem Spielplatz
oder in der Turngruppe – wenn Manuel
kommt, ist Zoff angesagt. Kein Wunder,
dass kaum jemand noch mit ihm spielen
möchte und andere Familien allmählich
einen großen Bogen um ihn machen.
Denn wenn ihm etwas nicht in den
Kram passt, rastet er komplett aus.*

*Auch zu Hause bekommt er – meist wie
aus heiterem Himmel – Tobsuchtsanfälle, bei denen die Wände zittern.
Schreien und Kreischen eine Stunde und
länger sind keine Seltenheit. Vor allem,
wenn etwas nicht so funktioniert, wie er
es sich vorstellt, oder etwas anders ist als
normal, dann dreht er total durch.
In solchen Situationen muss Gaby sich,
um nicht ganz zu verzweifeln, immer
wieder vor Augen halten, dass Manuel
auch ein ganz toller Kerl sein kann:
witzig, kreativ und nie um eine Idee
verlegen. Er liebt Pflanzen und Tiere und
buddelt gern im Garten. Und er hat hoch-
sensible Antennen für Stimmungen und
kann – wenn er will – sehr hilfsbereit sein.
Leider kommen diese netten Eigenschaften bisher nur selten zum
Vorschein. So gleicht jeder Tag noch
eher einem Kampf. Und wenn abends
die letzte Schlacht im Badezimmer
geschlagen und Manuel nach vielem
Herumwälzen und Strampeln endlich
erschöpft eingeschlafen ist, macht Gaby
jedes Mal drei Kreuze und hofft
inständig, dass ihr Sohn diese Nacht
nicht wieder zwischendurch mehrmals
aufsteht. Leider meist vergebens ...*

Nervensägen wider Willen

Na, haben Sie einzelne Eigenschaften und
Verhaltensweisen wieder erkannt? Haben
Sie auch so einen Zappelphilipp wie
Manuel zu Hause? Wenn ja, dann sollten
Sie unbedingt weiterlesen. Vielleicht hilft
Ihnen dieses Buch zu verstehen, was mit
Ihrem Kind los ist: Dass es an einer krank-
haften Störung leidet, dass es eigentlich
selbst gern mal stillsitzen möchte und dass
es Sie gar nicht nerven will – dass es sich
oft aber gar nicht anders verhalten kann.
Und dass es dringend Ihre Hilfe braucht!
Versuchen Sie ihm diese Hilfe zu geben! Es
lohnt sich. Denn so schaffen Sie es mit der
Zeit sicher, die noch verschütteten guten
Seiten Ihres Kindes von dem sie über-
deckenden Verhaltensmüll zu befreien.
Eine tolle Chance für Ihren Sprössling und
für Ihre ganze Familie!

ADS: Was ist denn das?

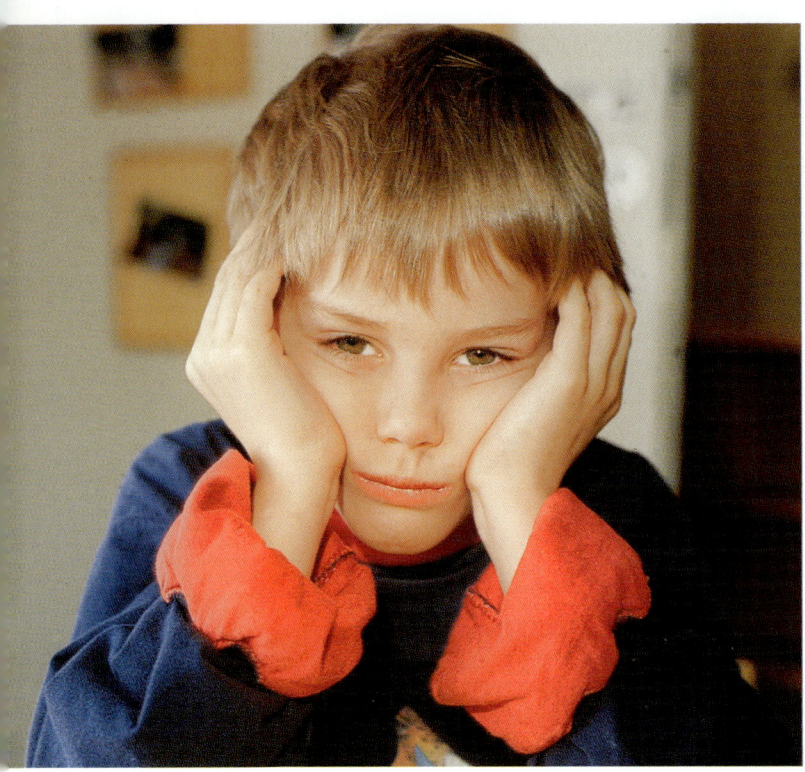

schon vor über 150 Jahren ein Denkmal gesetzt. Heute würden Experten beim „Zappel-Philipp", dem „Bösen Friederich", dem mit Streichhölzern zündelnden „Paulinchen" und „Hans Guck-in-die-Luft" eine „Aufmerksamkeits-Störung mit oder ohne Hyperaktivität und Sozial-störungen" diagnostizieren. Auch „Aufmerksamkeits-Defizit-Syndrom", kurz ADS genannt – nach dem Begriff „Attention Deficit Disorder Syndrom (ADDS)" der Weltgesundheitsorganisation WHO. So lautet die neueste international anerkannte wissenschaft-liche Bezeichnung.

Kinder wie Manuel rauben ihren Eltern den letzten Nerv, treiben vor allem die Mütter oft bis an den Rand eines Zusammenbruchs. Aber auch für Geschwister und andere Familienangehörige, Nachbarn, Spielkameraden und Kindergartenfreunde sind diese Chaos-Kids eine enorme Herausforderung. Neu ist dieses Phänomen – auch wenn heute viele von einer Modekrankheit reden – ganz und gar nicht. In seinem 1847 erstmals erschienenen „Struwwelpeter"-Buch hat der Frankfurter Arzt Dr. Heinrich Hoffmann diesen unruhigen Geistern

Eine Krankheit – viele Begriffe

Wie gesagt, die neueste Bezeichnung. Aber nicht die einzig gebräuchliche. Und das stiftet natürlich Verwirrung – vor allem bei Eltern, die meist völlig unvorbereitet mit solch unverständlichem Mediziner-Fachchinesisch konfrontiert werden.

Wundern Sie sich also nicht, wenn im Zusammenhang mit Ihrem Kind unterschiedliche Begriffe fallen. Das sind nur verschiedene Etiketten. Doch damit Sie mitreden können, hier die wichtigsten Bezeichnungen im Überblick:

○ **ADS** = Aufmerksamkeits-Defizit-Syndrom: Zur Zeit international anerkannte Bezeichnung; laut WHO auch: ADDS = Attention Deficit Disorder Syndrom; ergänzt wird individuell + H, mit Hyperaktivität, oder - H, ohne Hyperaktivität.

○ **AD/HD** = Attention Deficit and Hyperactivity Disorder: Aufmerksamkeits-Defizit und Hyperaktivitäts-Störung; dieser Begriff wird vorrangig im englischen Sprachraum verwendet.

○ **HKS** = Hyperkinetisches Syndrom: Hierzulande am häufigsten verwendete Bezeichnung. „Hyperkinetisch" kommt von den griechischen Worten „hyper": übermäßig, und „kinetisch": die Bewegung betreffend. Der Begriff „Syndrom" weist darauf hin, dass es sich um ein Krankheitsbild handelt, zu dem die unterschiedlichsten charakteristischen „Symptome" gehören. Experten kritisieren diesen Begriff als zu ungenau – vor allem, weil nicht selten kleine Nervensägen vorschnell ohne genaue Diagnose in diese Schublade gesteckt werden.

○ **Hyperaktivität**: Zappeligkeit, motorische Unruhe; dieser Begriff wird oft umgangssprachlich benutzt; er steht aber nur für ein Symptom – zugegebenermaßen eines der wichtigsten – des gesamten Erscheinungsbildes. Ähnlich wie „hyperaktiv" sind Bezeichnungen wie „ungeschickte", „aufmerksamkeitsgestörte", „teilleistungsgestörte", „schwerkraftverunsicherte" und „wahrnehmungsgestörte" Kinder zu bewerten; auch sie stehen jeweils nur für einen Teilaspekt des gesamten Problems.

○ **Hirnfunktionelle Entwicklungsstörung:** Begriff, der vor allem von Experten benutzt wird, die entwicklungspsychologische Gesichtspunkte in den Mittelpunkt stellen.

○ **MCD** = Minimale cerebrale Dysfunktion: Geringfügige Störung der Gehirnfunktion; dieser Begriff wurde früher am häufigsten verwendet, gilt inzwischen aber aufgrund der neueren Erkenntnisse als veraltet.

○ **POS** = Psycho-organisches Syndrom: In der Schweiz häufig verwendete Bezeichnung.

Diese unterschiedlichen Begriffe spiegeln eindrucksvoll die Verwirrung der Wissenschaftler wider, die die Probleme der Zappelphilippe und Störenfriede lange Zeit nicht eindeutig einordnen und erklären konnten. Und jedes Mal, wenn ein neues Erklärungsmodell über Entstehung und Erscheinung dieser Störung auftauchte, wurde auch ein neues Schlagwort dazu geprägt. In diesem Buch wird durchgängig der Begriff Aufmerksamkeits-Defizit-Syndrom mit Hyperaktivität (ADS + H) verwendet.

Für Sie als Eltern ist es wichtig zu wissen, was genau Ihr Arzt meint, wenn er den einen oder anderen Begriff verwendet. Fragen Sie ruhig nach und lassen Sie sich seine Sicht der Dinge erklären. So können Sie vielleicht schon gleich feststellen, ob sein Urteil durch Sachverstand gestützt oder ob Ihr Zappelphilipp nur mit einem schnellen Etikett versehen wird. Sollte Letzteres der Fall sein, suchen Sie besser einen anderen Experten für Ihr Kind.

Junge Wilde: Wie sich ADS bemerkbar macht

„Kannst du nicht mal stillsitzen?" Ein Satz, der hyperaktive Kinder an den Rand des Wahnsinns treiben kann. Sie können es einfach nicht. Sie zappeln und toben, sind hippelig und ständig auf Achse wie ein Hamster im Laufrad. Der völlig ungehemmte, übersteigerte Bewegungsdrang dieser Kinder, die Unruhe, in den Füßen wie im Kopf, bis hin zur totalen Überdrehtheit und einem ununterbrochenen Redefluss von morgens bis abends – das ist es, was auch Außenstehenden sofort ins Auge springt. Und es ist auch das, was andere Menschen in der Regel am meisten nervt und selbst nervös macht.

In den Tag hineinträumen

Doch die Hyperaktivität ist nur ein einziges Symptom unter vielen. Und es gibt sogar ADS-Kinder, die mit Zappelphilipp und Hampelliese überhaupt nicht zu vergleichen, ja eher das genaue Gegenteil von ihnen sind. Sie sind hypoaktiv, also extrem ruhig und still, bewegen sich nur ungern und träumen oft einfach in den Tag hinein. Liebe, pflegeleichte Kinder, nach denen die Mütter der hyperaktiven Chaos-Kids sich im Geheimen sehnen. Was durch ihr braves Verhalten im Verborgenen bleibt und leider allzu oft viel zu spät erkannt wird, ist die Tatsache, dass auch sie zum Teil massive Probleme haben. Denn andere Symptome aus dem breitgefächerten ADS-Komplex können durchaus ebenso auf sie zutreffen wie auf die jungen Wilden.

ADS ist mehr als Hyperaktivität

Zappeligkeit allein macht noch kein ADS. Betroffene Kinder leiden in der Regel unter einer ganzen Palette weiterer (Verhaltens-)Störungen, die sich oft gegenseitig bedingen:

○ So sind sie – wie der Begriff „Aufmerksamkeits-Defizit" schon sagt – extrem leicht ablenkbar und können die auf sie einströmenden Umweltreize nur unzureichend filtern. Stets scheinen sie etwas anderes im Kopf zu haben, als sie gerade sollten.

○ Sie können sich nur schlecht, und wenn überhaupt, nur sehr kurze Zeit auf etwas konzentrieren. Sie schweifen oft ab, fangen alles an, ohne etwas zu Ende zu bringen, haben tausend Eisen im Feuer, schmieden aber letztendlich keines davon.

○ Sie sind leicht erregbar, schnell gereizt und frustriert, oft aggressiv. Ihre Stimmungen schwanken innerhalb kürzester Zeit von himmelhoch jauchzend bis zu Tode betrübt, und nicht selten führt ein solcher abrupter Stimmungsumschwung zu heftigen Wutanfällen und Schreiattacken.

○ Sie sind sehr impulsiv und unkontrolliert, handeln oft völlig spontan und unüberlegt, ohne sich Gedanken über mögliche Gefahren und Folgen zu machen und ohne bei konkreten Aufgaben notwendige Schritte zu planen. Sie können sich schlecht beherrschen, mischen sich überall ein, können nie abwarten, wollen alles und das sofort.

○ Sie haben Störungen in der Wahrnehmung und Verarbeitung von Sinnesreizen, sind dadurch zum Beispiel unempfindlich gegenüber Schmerz, reagieren übersensibel auf Berührungen, können ihre Kraft nicht richtig dosieren, sind unfähig, zeitliche Abläufe zu erkennen oder sich neuen Situationen schnell anzupassen.

○ Sie haben Probleme mit der Feinmotorik, sind ungeschickt, können schlecht malen, ausschneiden und Knöpfe schließen, schreiben unleserlich und sehr unsauber.

○ Sie haben Schwierigkeiten, die Bewegungen ihres Körpers exakt zu koordinieren und oft auch zu dosieren, sind oft tollpatschig, ecken überall an, haben Gleichgewichtsstörungen und sind körperlich wie seelisch einfach nicht in der Balance.

○ Sie haben meist – trotz hoher Intelligenz – Lernschwierigkeiten, Probleme mit dem Rechnen oder eine Lese-Rechtschreibschwäche.

○ Sie sind oft unzufrieden mit sich und der Welt, und ihr Selbstwertgefühl ist trotz ihres wilden und lauten Auftretens eher gering, wie ein kleines und schwaches Pflänzchen, das besonderer Hege und Pflege bedürfte.

Eine lange Liste von möglichen Auffälligkeiten! Doch nicht alles trifft immer und in jedem Fall zu. So kann das eine Kind ganz andere Probleme in seiner Sinneswahrnehmung oder seiner Bewegungskoordination haben als ein anderes. Und nicht jede Störung ist immer gleichermaßen auffällig. Sogar hyperaktive Kinder können mal stillsitzen, wenn es etwas Spannendes im Fernsehen gibt. Wahrscheinlich sind sie dabei jedoch absolut nicht ansprechbar!

Die Bezeichnung Aufmerksamkeits-Defizit-Störung mit Hyperaktivität ist – wie wir gesehen haben – der Oberbegriff für ein ganzes Sammelsurium von Symptomen. Deshalb ist es wichtig, jedes Kind in seiner Einzigartigkeit zu sehen und zu akzeptieren, dass die Palette an Störungen bei jedem anders gemischt ist. Nur so ist eine individuelle Behandlung und Förderung möglich. Mit reinem Schubladendenken und striktem Alles-über-einen-Kamm-scheren kann niemand der komplizierten Persönlichkeit dieser Kinder gerecht werden. Sie als Eltern können viel dazu beitragen, dies im Interesse Ihres Sohnes oder Ihrer Tochter zu verhindern.

Warnsignale bei Babys und Kleinkindern:

○ häufiges Schreien oder extrem ruhiges Verhalten;
○ schlechter Schlaf-Wach-Rhythmus;
○ zu niedriger Muskeltonus (Schlaffheit) oder zu hoher Muskeltonus (Überstreckung);
○ spätes oder gar kein Krabbeln;
○ spätes Laufen (ab 16. Monat);
○ häufiges Stolpern, beim Fallen kein reflexartiges Abstützen;
○ späte Sprachentwicklung, undeutliche Aussprache, Sprachfehler;
○ Über- oder Unterempfindlichkeit bezüglich Geräuschen, Temperaturen, Berührungen, Schmerz;
○ Schreien bei Lageveränderung;
○ Atem- und Verdauungsprobleme.

Chaoten wider Willen: Warum bist du nur so?

„Warum ist Manuel nur so?", haben sich Gaby und Dieter, die Eltern unseres eingangs beschriebenen Zappelphilipps, immer und immer wieder gefragt. „Unser jüngerer Sohn Michel ist doch ganz anders, viel unkomplizierter. Was haben wir bei dem Großen nur falsch gemacht?" – Gar nichts, können Experten sie beruhigen. Das Verhalten der Eltern, die Erziehung spielen – auch wenn böse Zungen dies immer wieder behaupten – keine Rolle bei der Entstehung eines Aufmerksamkeits-Defizit-Syndroms. Die Ursachen dafür liegen ganz woanders. Und wenn Eltern überhaupt in irgendeiner Form schuldig sind, dann einzig und allein durch die Tatsache, dass sie dieses Kind gezeugt haben. Denn in einem gewissen Teil der Fälle – nicht in allen! – spielt tatsächlich die Vererbung eine Rolle.

So haben Verwandtschaftsuntersuchungen ergeben, dass in Familien mit einem von ADS betroffenen Elternteil die Kinder ein bis zu 50 Prozent höheres Risiko haben, ebenfalls unter ADS zu leiden, als Kinder ohne diese „Erblast". Noch eindrucksvoller sind Zwillingsstudien: Hat bei eineiigen Zwillingen einer das Syndrom, entwickelt der andere es in 55 bis 92 Prozent der Fälle ebenfalls. Ergebnisse, die die Vermutung der Wissenschaftler stützen, dass schadhafte Gene die „bösen Buben" bei der Entstehung von ADS seien. Endgültig bewiesen ist diese Vermutung allerdings noch nicht.

Fehlsteuerung im System

◯ Fest steht nach dem gegenwärtigen Forschungsstand, dass ADS angeboren ist. Diese Veranlagung wird aber nicht automatisch vererbt. (ADS ist keine Erbkrankheit!) Sie kann ebenso erworben werden, sich also z. B. durch Einflüsse im Mutterleib und bei Komplikationen in der Schwangerschaft entwickeln.

◯ Fest steht zur Zeit außerdem, dass eine Störung im Stammhirn schuld daran ist, dass Reize nicht richtig erfasst und weitergeleitet werden. Dies beeinträchtigt die Reifung und Entwicklung des Gehirns. Experten sprechen deshalb auch von einer „Entwicklungsstörung". Der „Kurzschluss" befindet sich vermutlich in einem System, genannt ARAS (Aktivierendes Retikuläres Aufsteigendes System), das unsere Aufmerksamkeit und Selbstkontrolle reguliert. Dieses System ist eng mit den drei Basissinnen unseres Körpers (vergleichen Sie dazu Kapitel 3), aber auch mit anderen Systemen, die unsere Bewegungen steuern, vernetzt.

◯ Ursache dieser Störung im Stammhirn ist eine Fehlsteuerung im Stoffwechsel der Botenstoffe (Neurotransmitter) des zentralen Nervensystems. Vor allem bei den chemischen Boten Dopamin, Serotonin und Noradrenalin hapert es. Diese Substanzen sorgen normalerweise dafür, dass Reizsignale je nach ihrer Wichtigkeit mal stärker, mal schwächer übertragen werden, so dass das Gehirn sie einordnen kann. Mangelt es an diesen „Kontrastmitteln", landet in den grauen Zellen – bildhaft gesprochen – ein ununterbrochener grauer Fluss ohne schwarze oder weiße Konturen. Die Folge: Das Gehirn kann unwichtige Reize nicht mehr von wichtigen unterscheiden und so deren Weiterleitung hemmen. Alles strömt ungefiltert herein und kann deshalb nicht mehr vernünftig verarbeitet werden. Die Sinneswahrnehmung ist gestört, es kommt nichts mehr richtig an. So ist eine angemessene Reaktion auf bestimmte Reize nicht möglich.

◯ Hinzu kommt, dass durch diese Überflutung mit Reizen jeglicher Art einige Bereiche des Großhirns ständig auf Hochtouren laufen und dabei Unmengen an Glukose, dem Zucker für Kopfarbeit, verbrauchen. Dadurch bleibt zuwenig „Treibstoff" für das Steuer- und Planungszentrum im Frontalhirn übrig. Der Stoffwechsel dort arbeitet auf Sparflamme, die Durchblutung ist schlecht. Kein Wunder, dass dabei keine Glanzleistungen erbracht werden können. So kommt es, dass Kinder mit ADS motorische Probleme und Schwierigkeiten haben, sich in einer Situation angepasst zu verhalten und ihre eigenen Reaktionen zu steuern, ihre Impulsivität zu hemmen.

Die Entstehung von ADS ist also ein äußerst komplizierter und – wie bereits gesagt – noch nicht bis ins letzte Detail wissenschaftlich erforschter Zusammenhang.

Erziehungsfehler sind jedoch zu keinem Zeitpunkt als Ursache ausgemacht worden. Und dennoch – auch das wissen die Experten bereits – können das Verhalten der Eltern und andere Umweltbedingungen dazu beitragen, dass sich ein vorhandenes ADS verschlimmert oder überhaupt erst störend auftritt. Das bedeutet aber auch umgekehrt, dass entsprechende äußere Bedingungen die Probleme eines hyperaktiven Kindes durchaus positiv beeinflussen können. Und das sollte gerade Ihnen als Eltern Mut machen. Außerordentlich wichtig ist es in jedem Fall, dass Kinder, die von ADS betroffen sind, so früh wie möglich Hilfe bekommen. Auch dafür können Sie als Eltern sorgen.

Ein angeborenes ADS kann verschlimmert werden durch:

◯ Probleme bei der Geburt/Frühgeburt,
◯ inkonsequente Erziehung,
◯ ein Leben ohne Regeln und Grenzen,
◯ übermäßige Reizüberflutung,
◯ bestimmte Nahrungsmittel und eine ungünstige Ernährung,
◯ Umweltgifte, wie z. B. Blei,
◯ eine unregelmäßige Lebensweise der Familie,
◯ einen Alltag ohne Strukturen und wiederkehrende Abläufe,
◯ hohe Intelligenz und Hochbegabung,
◯ mangelnde seelische und körperliche Wärme durch die Eltern.

Schlecht erzogen oder krank? Wie sich ADS feststellen lässt

Jeder von uns hat eine andere Schmerz-
grenze. Es gibt Eltern, die zucken beim
Anblick ihres unruhigen Sohnes mit über-
schäumendem Temperament nur gelassen
die Achseln: „Das ist eben ein richtiger
Junge!" Andere Eltern dagegen fühlen
sich schnell überfordert, wenn die Kinder
über die Stränge schlagen, und sehen
darin sogleich Anzeichen für krankhaft
gestörtes Verhalten. Sicher, nicht jedes
kleine Tobemonster ist hyperaktiv und
nicht jeder Zappelphilipp leidet unter
ADS. Vor allem bei kleinen Kindern, die
es einfach noch nicht schaffen stillzusitzen
oder ihre Wut im Zaum zu halten, können
einige typische Symptome durchaus
altersgerechte Verhaltensweisen sein. Und
auch unsere moderne Lebensweise trägt
dazu bei, dass viele Kinder unruhiger
sind, als es ihren Eltern gefällt. Daher
sollte sich jeder davor hüten, kleine
Nervensägen vorschnell in eine mit dem
Etikett „ADS" versehene Schublade zu
stecken.

Ziehen Sie Experten zu Rate

Eine exakte Diagnose, ob Ihr Kind tatsächlich unter ADS leidet oder ob hinter
seinen Problemen andere Ursachen
stecken, können nur Spezialisten stellen.
Gehen Sie deshalb mit Ihrem Kind zu
einem Arzt Ihres Vertrauens. Und bestehen
Sie hartnäckig auf einer ausführlichen
Abklärung, auch wenn Ihr Sprössling sich
in der Sprechstunde von seiner besten
Seite zeigt. Solange Sie als Eltern das
Gefühl haben, mit Ihrem Sohn oder Ihrer

Tochter stimme etwas nicht, sollten Sie
sich auf keinen Fall von einem Arzt ab-
wimmeln lassen. Verlangen Sie grundsätzlich eine Überweisung an einen Spezialisten. Wechseln Sie notfalls den Arzt, bis
Sie einen finden, der Sie und Ihr Kind
ernst nimmt und eine genaue Diagnose
stellt. Erst dann können Sie sicher sein.

Helfen Sie dem Arzt

Das Problem ist: ADS sieht man auf
keinem Röntgenbild. Und auch bei einer
Blutuntersuchung sind keine spektaku-
lären Resultate zu erwarten. Zwar gibt es
spezielle bildgebende Verfahren, mit
denen sich die Stoffwechselaktivität in
den verschiedenen Gehirnregionen dar-
stellen lässt. Doch diese Verfahren sind
sehr aufwendig und ihre Kosten stehen in
diesem Fall in keinem Verhältnis zum
Ergebnis. Auch ein EEG (Elektro-Enze-
phalogramm), das die Gehirnströme misst
und aufzeichnet, zeigt in der Regel bei ADS
keine typischen Veränderungen. Es kann
allerdings dabei helfen, andere Krankheiten, wie z. B. Epilepsie oder Absencen
(Bewusstseinslücken) auszuschließen, die
sich durch ähnliche Symptome bemerkbar machen.
So ist hier eher die sprechende bzw.
fragende und testende Medizin gefordert,
die viel Zeit, Geduld und eine sensible
Beobachtungsgabe vom Arzt verlangt.
Dabei arbeiten Spezialisten mit zwei
Diagnoseschlüsseln (Punktekatalogen):
zum einen mit dem DSM-IV-R (Diagnos-
tisches und statistisches Manual psychi-

scher Störungen), der deutschen Version des Manuals der Vereinigung der Amerikanischen Psychiater; zum anderen mit dem ICD-10, der Internationalen Klassifikation von Krankheiten. Hinzu kommen bei Kindern ab etwa fünf Jahren psychologische Tests, die ein Bild ihres Entwicklungsstandes liefern. Vor allem bei Kleinkindern kommt es jedoch auf die Erfahrung des Arztes an, um durch genaue Beobachtung und Erfragen der Lebensgeschichte (Anamnese) eine Diagnose zu stellen. Dabei sind auch die besten Spezialisten auf die Mithilfe der Eltern angewiesen.

Nehmen Sie Ihr Leben unter die Lupe

Wenn Sie also den Eindruck haben, Ihr Kind sei zappeliger, impulsiver, unkonzentrierter, als es das von seinem Alter her sein dürfte, und Sie diesem Problem auf den Grund gehen möchten, fangen Sie als Erstes bei sich zu Hause an: Beobachten Sie sich und Ihre Familie eine Weile sehr genau und machen Sie sich Notizen. Am besten tauschen sich beide Elternteile untereinander aus. Wichtig ist, dass Sie wirklich ehrlich zu sich sind:

○ Gibt es bei Ihnen oder in Ihrem sozialen Umfeld Probleme (z. B. Krankheit, Arbeitslosigkeit, Trennung)?
○ Ist das Kind eifersüchtig auf ein neues Geschwisterchen?
○ Herrscht bei Ihnen zu Hause oft viel Unruhe und Stress (z. B. durch ständiges Radiohören, Fernsehen, Computerspiele, viel Besuch)?

○ Kann Ihr Kind ungestört spielen?
○ Haben Sie einen geregelten Tagesablauf und einen sich immer wiederholenden Wochenrhythmus? Oder geht es bei Ihnen eher spontan zu?
○ Sind Sie als Eltern konsequent in der Erziehung? Gibt es feste Regeln? Setzen Sie Grenzen, die eingehalten werden müssen oder lassen Sie lieber mal fünf gerade sein?
○ Haben Sie feste Familienrituale, die den Tag und das Jahr strukturieren?
○ Gab es im Leben des Kindes kürzlich einschneidende Veränderungen (z. B. Eintritt in den Kindergarten, neue Tagesmutter, Umzug)?
○ Hat Ihr Kind gesundheitliche Probleme (z. B. Hauterkrankungen wie Neurodermitis, Allergien)?
○ Sieht und hört Ihr Kind gut?
○ Isst es für sein Alter normal?
○ Leidet es unter Ängsten?

Überlegen Sie nach diesem Check-up kritisch, was Sie vielleicht in Ihrem Leben ändern könnten und sollten, um zu Hause eine ruhigere Atmosphäre zu schaffen oder Ihrem Kind mehr Halt und Bodenhaftung im Alltag zu geben. Lassen Sie auch eventuell vorhandene gesundheitliche Probleme Ihres Sprösslings abklären. Und dann gönnen Sie Ihrer Familie etwas Zeit und Ruhe, damit Veränderungen zum Tragen kommen können. Sollte sich Ihrer Meinung nach trotzdem nichts zum Guten wenden und sich Ihr Verdacht erhärten, müssen Sie den nächsten Schritt machen und Hilfe suchen.

Auf diese Fragen sollten Sie Ihrem Arzt Antwort geben können

○ Ist dies Ihr erstes Kind?

○ Wie ist die Schwangerschaft verlaufen? Gab es Besonderheiten?

○ Wie war die Geburt? Gab es Komplikationen?

○ Wie war Ihr Kind als Neugeborenes und Baby im ersten Lebensjahr? Ließ es sich gut stillen? Wie hat es geschlafen? War es unruhig? Hat es viel geschrien? War es eher still und pflegeleicht? Gab es besondere Eigenarten?

○ Wann ist Ihr Kind gekrabbelt? Wann hat es laufen gelernt?

○ Wann fing es an zu sprechen? Gibt es Auffälligkeiten?

○ Wie spielt Ihr Kind? Kann es sich allein beschäftigen?

○ Schmust Ihr Kind gern?

○ Spürt es Schmerzen? Oder ist es hart im Nehmen?

○ Kann es seine Kräfte dosieren oder geht es oft zu heftig zur Sache?

○ Ist es sehr wild, eckt es oft an?

○ Kann Ihr Kind auf einem Bein stehen und hüpfen, rückwärts gehen, Roller fahren? Schaukelt es gern?

○ Hat es Fingerspitzengefühl? Kann es Knöpfe auf- und zumachen, Perlen auffädeln, Papier ausschneiden, mit Buntstiften malen?

○ Geht Ihr Kind gern in den Kindergarten und in andere Gruppen (z. B. zum Turnen)? Spielt es gern mit anderen Kindern?

○ Kann es Enttäuschungen verkraften? Kann es warten, bis Wünsche erfüllt werden?

○ Bekommt Ihr Kind schnell Wutausbrüche? Explodiert es leicht bei jeder Kleinigkeit? Schreit es viel?

○ Ist es leicht erregbar? Reagiert es oft sehr impulsiv und ohne nachzudenken?

○ Wechseln seine Stimmungen sehr abrupt?

○ Wann hatten Sie das erste Mal das Gefühl, mit Ihrem Kind sei etwas nicht in Ordnung? Was waren die Gründe dafür?

○ In welchen Handlungen äußert sich das für Sie problematische Verhalten?

Wenn Sie an diesem Punkt angekommen sind, hat der Arzt schon einen guten Eindruck von Ihrem Kind, seinen Stärken und Schwächen gewonnen. Nun muss es im weiteren Verlauf des Gespräches darum gehen, abzuklären, ob Ihr Kind die für ein Aufmerksamkeits-Defizit-Syndrom typischen Symptome aufweist. Dabei geht es um die drei wichtigsten Verhaltensauffälligkeiten: die Unaufmerksamkeit, die Hyperaktivität und die Impulsivität. Hier in Anlehnung an das bereits oben erwähnte Diagnostische und statistische Handbuch psychischer Störungen (DSM-IV) für Sie als Eltern eine Checkliste zum Vorbereiten des Arzttermins.

Checkliste

Beantworten Sie alle Fragen mit „Ja"
oder „Nein".

1. Unaufmerksamkeit

❍ Übersieht Ihr Kind oft Details?
❍ Hat es Probleme, sich längere Zeit
   auf etwas zu konzentrieren?
❍ Hört es oft nicht zu?
❍ Hat es Schwierigkeiten, Tätigkei-
   ten zu Ende zu bringen?
❍ Kann es seine Aktivitäten schlecht
   organisieren?
❍ Lehnt es länger dauernde geistige
   Tätigkeiten ab?
❍ Verliert es häufig Dinge?
❍ Lässt es sich leicht ablenken?
❍ Ist es im Alltag sehr vergesslich?

2. Hyperaktivität

❍ Ist Ihr Kind unruhig und übermäßig aktiv? Zappelt es oft mit
   Händen und Füßen? Rutscht es
   auf seinem Stuhl herum?
❍ Steht es häufig auf und läuft herum,
   obwohl es sitzen bleiben sollte?
❍ Läuft oder klettert es herum, obwohl es unpassend ist?
❍ Hat es Probleme, sich ruhig zu beschäftigen?
❍ Ist es ständig auf Achse? Wirkt es
   wie aufgezogen, „getrieben"?
❍ Redet es fast permanent?

3. Impulsivität

❍ Platzt Ihr Kind mit Antworten
   heraus, bevor Sie Ihre Frage fertig
   gestellt haben?

❍ Drängelt es sich oft vor? Kann es
   nicht warten, bis es dran ist?
❍ Stört es andere oft? Unterbricht es
   andere Kinder im Spiel? Redet es
   dazwischen?

Haben Sie bei Punkt 1, „Unaufmerksamkeit", oder bei Punkt 2 und 3,
„Hyperaktivität" und „Impulsivität",
jeweils sechs oder mehr Fragen mit
„Ja" beantwortet, dann überlegen Sie
genau: Sind diese Verhaltensweisen in
den letzten sechs Monaten ständig
aufgetreten, und zwar in einem Ausmaß, das nicht zum Alter und
Entwicklungsstand des Kindes passt?
Wenn Sie auch das mit „Ja" beantworten können, liegt mit hoher Wahr-
scheinlichkeit ein Aufmerksamkeits-
Defizit-Syndrom vor. Endgültige
Sicherheit kann jedoch nur die Unter-
suchung bei Ihrem Arzt bringen. Er
allein kann diesen Verdacht bestätigen.

Wo gibt es Experten?

Erste Anlaufstelle sollte Ihr eigener oder
ein anderer erfahrener Kinderarzt sein.
Hören Sie sich bei anderen Eltern und
Selbsthilfegruppen um, wer sich bei Ihnen
vor Ort mit dieser Problematik auskennt.
Dieser Arzt kann, wenn sich der Verdacht
bestätigt oder er selbst unsicher ist, Ihr
Kind zur weiteren Abklärung an Fachleute in Spezialeinrichtungen wie sozial-
pädiatrischen und kinderpsychiatrischen
Zentren und Kliniken sowie Frühför-
derungsstellen (siehe Telefonbuch Gelbe
Seiten) überweisen.

Nur eine Phase oder lebenslänglich?

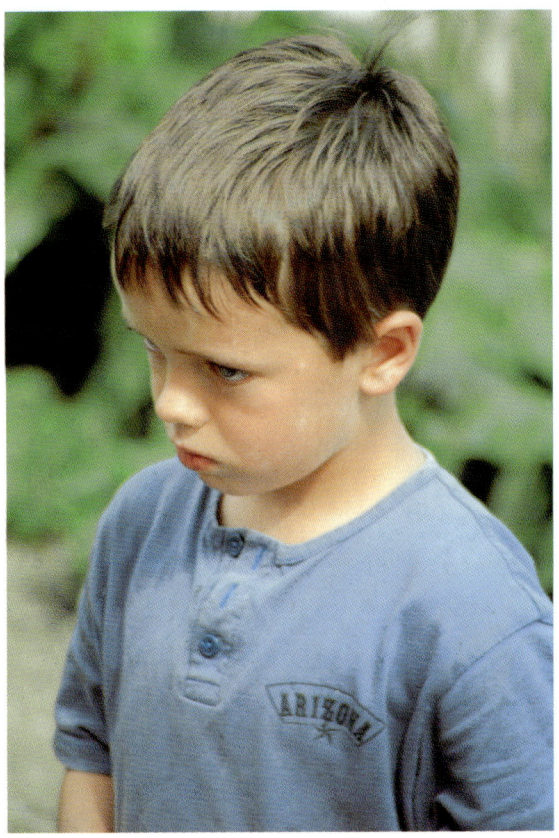

Gute Zeiten, schlechte Zeiten

Seien Sie also nicht blauäugig! Ein Aufmerksamkeits-Defizit-Syndrom ist kein Schnupfen, der mit oder ohne entsprechende Behandlung irgendwann auskuriert ist. Und das, was beim Kleinkind als „Macke" oder „Unart" vielleicht noch gerade so zu tolerieren ist, kann im Schulalter zum massiven Problem werden. In der Pubertät schließlich können die Turbulenzen der Hormone endgültig zu chaotischem Verhalten führen, was die Jugendlichen nicht selten in ernsthafte Schwierigkeiten bringt. Aggressives Verhalten, Gewalttätigkeit, Drogenmissbrauch, psychische Probleme sind oft Folgen eines ungenügend behandelten Aufmerksamkeits-Defizit-Syndroms. Sie als Eltern sollten sich deshalb so früh wie möglich damit abfinden, dass ADS eines der Themen sein wird, das

„Ach, das wächst sich schon aus." Ein schneller Trost, den selbst Ärzte leider allzu leichtfertig aussprechen. Ein Strohhalm, an den genervte Eltern sich gern klammern. Umso böser das Erwachen, wenn Mama und Papa irgendwann vielleicht feststellen müssen, dass die Probleme zwar anders, aber keinesfalls weniger werden, dass das Verhalten ihres Sprösslings nicht nur eine anstrengende Phase, eine „Kinderkrankheit", war, sondern zum Dauerzustand wird.

Ihr Familienleben über Jahre hinweg begleiten und prägen wird. Augen und Ohren davor zu verschließen, hilft niemandem – am wenigsten Ihrem Kind. Sicher, es gibt immer wieder Phasen, in denen alles schon fast rundläuft, leidige Probleme endlich der Vergangenheit anzugehören scheinen. Sie werden aufatmen. Hoffnung macht sich breit. Doch freuen Sie sich bitte nicht zu früh! Denn ebenso abrupt kann ein Umschwung kommen, können alte und neue

Schwierigkeiten wieder an Ihren Nerven zerren. Nur bei höchstens einem Drittel aller Kinder bessert sich, wie Experten wissen, das ADS im Laufe der Jahre, meist mit der Pubertät. Die restlichen zwei Drittel werden auch als Erwachsene mit Konzentrationsproblemen, Unruhe, Überaktivität und Impulsivität leben müssen. Inwieweit sie auch darunter zu leiden haben, hängt ganz wesentlich davon ab, wie früh ihre Krankheit diagnostiziert wurde und wie schnell sie eine wirksame Therapie bekommen haben. Denn nur so hat Ihr Kind eine Chance, Defizite auszugleichen, „Macken" abzulegen und Verhaltensweisen zu trainieren, die ihm das Leben leichter machen. Und vor allem seine „Schwächen" vielleicht später so einzusetzen, dass Stärken daraus werden. Ob Albert Einstein, Mozart, Thomas Edison oder Winston Churchill, denen allen ADS nachgesagt wird – es gibt genügend prominente Beispiele dafür.

Praktische Hilfsmittel

Schon kleine Veränderungen in der Umwelt des Kindes helfen. Ein Beispiel dafür ist der Einsatz von praktischen Hilfsmitteln. Ältere ADS-Kinder profitieren meist davon. Ob Tages- oder Wochenpläne, bunte Ordnungssysteme, Textmarker in leuchtenden Farben oder Kopfhörer, um störende Umweltgeräusche auszuschalten – dies alles hilft ihnen, sich selbst besser zu organisieren und Kapazitäten im Gehirn für Wichtigeres frei zu haben. So kann Ihr Kind vielleicht seine Schwächen zu „Stärken" umwandeln.

Am Ball bleiben

Dafür ist – und das müssen Sie als Eltern wissen – oft eine jahrelange Behandlung nötig. Eine immense zeitliche, organisatorische und meist auch seelische Strapaze für die ganze Familie! Doch es lohnt sich durchzuhalten. Ihr Kind wird es Ihnen irgendwann danken. Und je besser es ihm geht, desto ruhiger und entspannter wird auch Ihr alltägliches Leben ablaufen. Wenn Ihr Kind zuckerkrank wäre, bräuchte es auch ständig medizinische Betreuung, und wenn es eine Nahrungsmittelallergie hätte, müssten wahrscheinlich für die nächsten Jahre einige Zutaten vom Speisezettel gestrichen werden. Betrachten Sie das ADS einfach als ähnliches Problem: Gewiss, es hat eindeutig Auswirkungen auf Ihren Alltag. Aber das ist kein Grund, den Mut zu verlieren! Wenn Sie einige Dinge im Umgang mit Ihrem Kind beachten und ihm die nötige fachmännische Unterstützung zukommen lassen, werden Sie es sicher gemeinsam schaffen, ein weitgehend normales Familienleben zu gestalten. Vielleicht schweißt Sie das Meistern Ihrer Probleme auch besonders stark zusammen. Und wer nicht allzu große Erwartungen hat, wird meist angenehm überrascht. Denn gerade in diesen Kindern steckt ein enormes Potential. Gehen Sie also realistisch, nicht pessimistisch an diese Herausforderung heran. Es ist eine Lebensaufgabe. Sie können nur daran wachsen – und Ihr Kind auch. Lebenslänglich.

2

Die Unruhe bekämpfen: Was Fachleute dagegen tun

Medikamente: Mit Aufputschmitteln die Bremse anziehen

Gegen ADS ist kein Kraut gewachsen, aber etliche Ärzte schwören auf Pillen dagegen. Das Paradoxe daran: Nicht Beruhigungsmittel, sondern Stimulantien helfen Unruhegeistern. Der Grund: Diese Substanzen beeinflussen den Stoffwechsel der Botenstoffe Dopamin, Noradrenalin und Serotonin im Gehirn so günstig, dass die Übertragung von Reizen verbessert wird. Die Kinder können sich intensiver konzentrieren, sind ruhiger, nutzen ihre geistigen Kapazitäten gezielter und können ihr Verhalten besser an die jeweilige Situation anpassen. Sogar ihr Schriftbild verändert sich sichtbar zum Positiven. „High" – so die Ängste vieler Eltern – werden die Kids davon nicht.

Dämpfer durch Speed-Pillen

Die wichtigste Substanz bei der Behandlung von Kindern ist Methylphenidat, in Deutschland unter dem Namen „Ritalin®" im Handel. Die Verschreibung erfolgt nach dem Betäubungsmittelgesetz und unterliegt strenger Kontrolle. Der Arzt verordnet 0,5 bis 2 Milligramm pro Kilogramm Körpergewicht, verteilt auf zwei bis drei Gaben am Tag. Eine maximale Dosis von 60 Milligramm pro Tag darf nicht überschritten werden. Die Wirkung setzt eine halbe Stunde nach Einnahme ein und entfaltet nach 90 Minuten ihre ganze Kraft. Nach zwei bis höchstens vier Stunden lässt sie nach.

Nach Meinung vieler Experten werden Ritalin & Co. in Deutschland noch zu wenig verschrieben. Sie sehen darin die einzige Möglichkeit, den bei ADS gestörten Hirnstoffwechsel günstig zu beeinflussen. Die Befürchtung vieler Kritiker, diese Substanzen könnten auf Dauer süchtig machen, haben Langzeitstudien nicht bestätigt. Doch die Angaben darüber, bei wie vielen Kindern diese Behandlung erfolgreich ist, sind unterschiedlich. Fest steht, dass Medikamente nicht bei allen „Hypies" gleichermaßen gut wirken. Etwa 70 bis 85 Prozent der kleinen Patienten über fünf Jahren sprechen, wie Studien gezeigt haben, darauf an. Bei rund 10 bis 30 Prozent verbessern sich die Symptome nicht, sondern verschlimmern sich sogar. Skeptiker schränken jedoch ein, dass nur bei 10 bis 20 Prozent der Kinder eine echte längerfristige Stabilisierung nachzuweisen ist. Ein Großteil der behandelten Kinder kann sich zwar besser konzentrieren, die Medikamente wirken sich aber nicht dauerhaft positiv auf ihr Verhalten aus. Wie ein ADS-Kind auf Stimulantien reagiert, kann nur ein Therapieversuch zeigen. Wichtig dabei

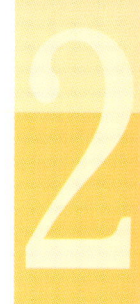

ist, dass ein erfahrener Arzt die Medikamente zunächst niedrig dosiert und diese Dosis dann – wenn sie anschlägt – langsam steigert. Zeigt die niedrige Dosis keine Wirkung, nützt auch eine Steigerung nichts.

Grundsätzlich gilt jedoch, dass Medikamente allein kein Zaubermittel sind. Pillen schlucken und alle Probleme lösen sich in Luft auf – so einfach funktioniert es nicht. Und lernen können Kinder von Tabletten auch nichts. Am besten werden Arzneimittel deshalb mit anderen therapeutischen Maßnahmen wie Sensorischer Integrationstherapie und Verhaltenstraining kombiniert, die sich dann auf dem medikamentös fruchtbar gemachten Boden besser entfalten können. Bei Kindern im Vorschulalter raten sogar ausgewiesene Stimulantien-Befürworter, zunächst andere Therapieformen auszuprobieren. Die Entscheidung, ob Ihr Kind Pillen nehmen soll oder nicht, liegt letztendlich immer bei Ihnen als Eltern. Und diese wird sicher davon abhängen, wie störend Sie das Verhalten Ihres „Hypies" empfinden und welche Unterstützung Ihr Kind sonst noch bekommt.

Vorteile:

❍ Schnelle Wirkung, wenn das Medikament greift.
❍ Die Pille dient als hilfreiche Krücke und ermöglicht so Erfolgserlebnisse im Alltag – sowohl im Hinblick auf Fertigkeiten wie auch auf Verhalten.
❍ Die Behandlung mit Stimulantien kann andere therapeutische Maßnahmen sinnvoll unterstützen, sie manchmal sogar erst möglich machen.

Nachteile:

❍ Nebenwirkungen wie Schlafstörungen, Übelkeit, Appetitmangel, Gewichtsabnahme, Schwindel, Ängste und Tics (z. B. Blinzeln, unkontrollierte Zuckungen) sind möglich. Sie verschwinden nach Absetzen des Medikamentes wieder.
❍ Die Wirkdauer ist oft nur kurz; danach können sich die Symptome verschlimmern. Eine exakte Dosierung und deren Verteilung über den Tag ist deshalb notwendig. Die Therapie muss oft über lange Zeit, nicht selten über Jahre hinweg erfolgen.
❍ Kinder können das Gefühl bekommen, sie würden nur mit Pille von ihren Mitmenschen akzeptiert.

Tipps:

❍ Ohne Ihre konsequente Unterstützung kann diese Therapie nicht durchgeführt werden. Denn für die exakte Einnahme der Pillen müssen Sie als Eltern sorgen.
❍ Die Kosten für die Medikamente trägt die Krankenkasse.
❍ Nicht jeder Arzt wird eine medikamentöse Therapie durchführen. Vor allem die individuelle Einstellung der jeweils erforderlichen Dosis verlangt Erfahrung und Fingerspitzengefühl.
❍ Bei Kindern unter vier Jahren verursacht eine medikamentöse Behandlung meist mehr Nebenwirkungen als positive Effekte. Experten raten deshalb von Versuchen in diesem Alter ganz ab.

Sensorische Integrationstherapie: Den Reizhunger stillen

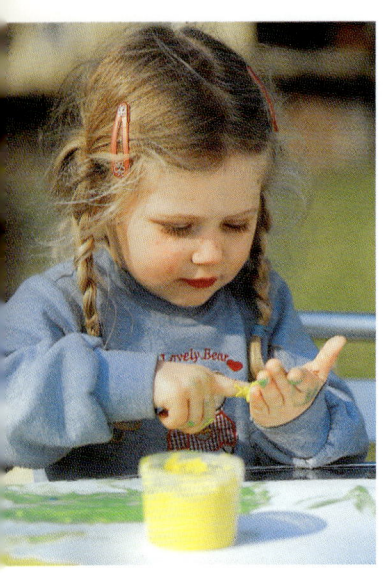

Ständig überfüttert, ohne satt zu werden – das ist das Schicksal des Gehirns von ADS-Kindern, deren Sinneswahrnehmung und Reizverarbeitung gestört sind. Doch wer immer nur nach Reizen hungert, kann sich nicht weiterentwickeln. Diesen Hunger nach Reizen will die Sensorische Integrationstherapie (kurz SI genannt) stillen. Die Idee: Das Kind wird entsprechend der jeweiligen Entwicklungsstufe seines Gehirns abgeholt, und seine grauen Zellen werden durch gezieltes Füttern vor allem mit Reizen für die drei Basissinne (vergleichen Sie dazu Kapitel 3) mit gut dosierter Reiznahrung versorgt. Verdaut das Gehirn diese gut, setzt ein Reifungsprozess ein, so dass nach und nach weitere Sinneskost verarbeitet und geordnet, „integriert" werden kann, weiteres „Futter" für die Gehirnentwicklung. Wird die Förderung so früh wie möglich, am besten bereits in den ersten Lebensjahren begonnen, so sind die Chancen gut, dass sich Rückstände aufholen lassen.

„Kurzschluss" im Gehirn überbrücken
Erarbeitet wurde diese Therapie von der amerikanischen Psychologin und Beschäftigungstherapeutin Jean Ayres. Sie setzt gezielt bei der Entwicklungsstörung im Gehirn (vergleichen Sie dazu den Abschnitt „Chaoten wider Willen") an. So haben Experten festgestellt, dass bei hyperaktiven Kindern vor allem Reize des Gleichgewichtssinns, des Spürsinns und des Eigensinns, der Tiefenwahrnehmung (siehe den Abschnitt „Basissinne"), wie Druck, Zug, Temperatur und Schmerz, nicht richtig im Gehirn ankommen und deshalb auch nicht so verarbeitet werden können, wie dies für eine gesunde Entwicklung nötig wäre. ADS-Kinder brauchen deshalb verstärkt solche Reize, um ihren eigenen Körper überhaupt spüren zu können. In der Therapie wird gezielt mit solchen Reizen gearbeitet: Da wird geschaukelt und gerutscht, gekullert und gehüpft, geknetet und gematscht – Urerfahrungen von Kindern werden nachgeholt. Das Ziel: Dank der engen Verbindung der Basissinne zu dem Teil des Gehirns, der noch „unreif" ist, dem ARAS, bekommt dieser wichtige „Entwicklungshilfe". Und je mehr sich dieses System weiterentwickelt, desto besser können auch andere Sinnesreize im Gehirn verarbeitet werden, das Zusammenspiel aller Sinne und die Fähigkeit, auch auf komplexe Anforderungen zu reagieren, werden besser. Die Kinder können sich besser konzentrieren und endlich einmal stillsitzen.
Wichtig dabei ist, dass das Kind weitgehend selbst bestimmt, was es in der Therapie gerade tun möchte. Denn: „Das

Gehirn ist so geschaffen, dass es sich selbst die Erfahrungen bereitet, die notwendig sind, um seine eigene Entwicklung zu vervollständigen", schreibt Jean Ayres in ihrem Buch „Bausteine der kindlichen Entwicklung". Deshalb: „Am intensivsten kommt eine Integration von Sinneseindrücken zustande, wenn das Kind von sich aus einen bestimmten Reiz wünscht und eine Tätigkeit einleitet, durch die es die gewünschten Empfindungen erhalten kann." Lassen Sie sich als Eltern also nicht irritieren: Am effektivsten ist diese Form der Therapie, wenn sie für Außenstehende so aussieht, als würde das Kind nur spielen und die Therapeutin würde einfach nur zuschauen – vorausgesetzt natürlich, die Behandlung wird von versierten Fachleuten durchgeführt.

Vorteile:

❍ Die Sensorische Integrationstherapie setzt direkt an der Entwicklungsstörung an. So besteht die Chance, diese zumindest teilweise auf natürlichem Wege auszugleichen.

❍ Diese Therapieform ist sehr kindorientiert und macht den meisten Kindern sehr viel Spaß.

❍ Sie kann in Form von Einzelbehandlungen, aber auch in kleinen Gruppen durchgeführt werden, was gleichzeitig das Sozialverhalten fördert.

Nachteile:

❍ Mit zehnmal Krankengymnastik ist es nicht getan! Stellen Sie sich darauf ein, dass Ihr Kind vielleicht über Jahre hinweg seine Therapiestunde besuchen muss. Es kann nicht nur Erfolge,

sondern auch immer wieder Rückschritte geben.

❍ Es kann problematisch sein, einen Therapieplatz in Ihrer Nähe zu finden. Aber oft lohnt es sich, auch weitere Wege in Kauf zu nehmen. Wägen Sie Aufwand und Nutzen gut ab.

❍ Die Wartelisten auf einen Therapieplatz können lang sein. Überlegen Sie, ob Sie auf andere Therapeuten ausweichen können. Und melden Sie Ihr Kind notfalls bei mehreren Einrichtungen an. Der erste frei werdende Platz ist dann Ihrer.

Tipps:

❍ Sensorische Integrationstherapie wird von den Krankenkassen in der Regel erstattet. Der Arzt muss dafür ein Rezept verordnen. Häufig steht darauf „Krankengymnastik nach Bobath auf neurophysiologischer Basis". Sollte es nach einiger Zeit Probleme mit der Kasse geben, hilft es unter Umständen, wenn ein Gutachten bescheinigt, dass diese Form der Therapie auch weiterhin wichtig für Ihr Kind ist.

❍ Durchgeführt wird die Behandlung von speziell geschulten Therapeuten mit Zusatzausbildung. Erkundigen Sie sich in Ihrer Umgebung danach. Adressen vermittelt bundesweit z. B. das Institut für Kindesentwicklung.

❍ Nehmen Sie so oft wie möglich an den Therapiestunden teil. Sie erfahren dabei wichtige Dinge über den Entwicklungsstand und die Schwierigkeiten Ihres Kindes und bekommen Hinweise darauf, was Sie selbst zur Förderung beitragen können.

Psychomotorik: Das Gehirn auf Trab bringen

Bewegung für den Zappelphilipp – das ist die Geheimwaffe, die die Psychomotorik bei ADS-Kindern einsetzt. Ähnlich wie die Sensorische Integrationstherapie versucht diese 1955 von dem Sportwissenschaftler und Mototherapeuten Professor Dr. Ernst Jonny Kiphard ins Leben gerufene Behandlungsform, ADS-Kindern das zu geben, was ihnen fehlt: Sinnesreize als Entwicklungsförderung für ihr Gehirn. Vor allem Schaukeln, Schwingen, Wippen, Drehen, Rollen, Fahren, Rutschen, Balancieren stehen auf dem Programm – kurz alles, was den Gleichgewichts- und Lagesinn anregt und so die grauen Zellen auf Trab bringt. Statt den ununterbrochen laufenden Motor eines hyperaktiven Kindes abzuschalten oder zu bremsen, wird ihm – wie Experten es beschreiben – eine Rennstrecke zum Auspowern zur Verfügung gestellt.

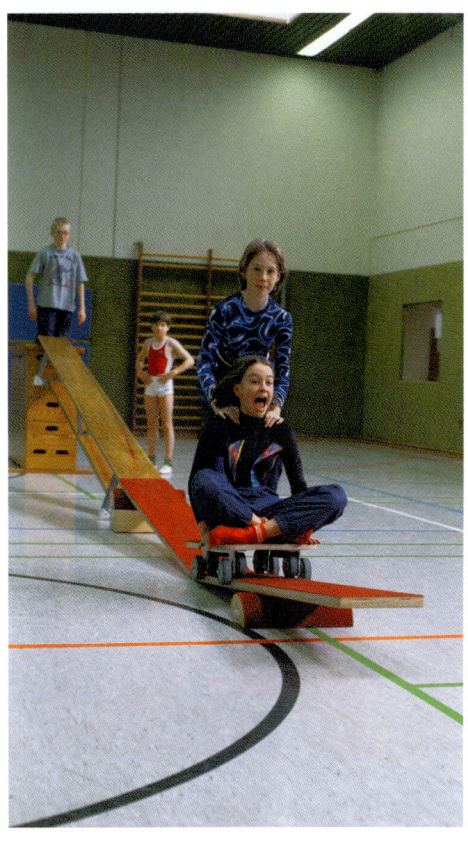

Bewegungsglück erleben

Dahinter steckt die Erkenntnis, dass Bewegung und die damit einhergehende Stimulation unseres Gleichgewichtssinns in einem bis dahin „trägen", weil mit Reizen unterversorgten, Gehirn die Aktivität ankurbelt. Die Folge, so Professor Dr. Ernst J. Kiphard: „... ähnlich wie bei medikamentöser Stimulierung – eine Abnahme der Hyperaktivität und eine Zunahme des Wachheits- und Aufmerksamkeitsgrades." Um dies zu erreichen, durchlaufen ADS-Kinder in der Psychomotorik ein mehrstufiges Programm. Das geschieht in Gruppen in großen Räumen oder Hallen, wenn möglich auch im Freien, wobei z. B. natürliche Gegebenheiten wie Abhänge und Bäume mitgenutzt werden. Ansonsten schaffen die Therapeuten als Angebot für die Kinder mit unterschiedlichen Hilfsmitteln Bewegungsräume mit immer neuen Herausforderungen. Noch besser: Die Kinder gestalten sich ihren „Abenteuerspielplatz" selbst. „Bewegungsbaustelle" heißt dieses Konzept, das der Sportwissenschaftler Professor Dr. Klaus Miedzinki von der Universität Hannover entwickelt hat. Aus vielfältigen „Bauteilen" und Materialien, wie großen Schaumstoffblöcken, Matten, Holzteilen, Brettern, Autoreifen, Gurten, Strickleitern, Rollwagen, Decken und Rohren, können die Kinder gemeinsam das zusammenbauen und ausprobieren, wozu sie gerade Lust haben. Der Kreativität sind keine Grenzen gesetzt. So können die Kinder für ihre Entwicklung wichtige Sinneseindrücke sammeln, „Bewegungsglück" erleben und im Zusammenspiel mit anderen Kindern soziales Verhalten einüben, Vertrauen in den eigenen Körper und Selbstbewusstsein entwickeln. Eine tolle Kombination!

Vorteile:

❍ Sehr lustvolle und erlebnisreiche Form der Therapie. Für viele Kinder oft die einzige Möglichkeit, laut zu sein und ganz neue Bewegungserfahrungen zu sammeln.

❍ Durch die Erfahrung, mit allen Schwächen so akzeptiert zu werden, wie man ist, und das sonst so häufig kritisierte laute Verhalten voll ausleben zu dürfen, wird das Selbstbewusstsein ordentlich gestärkt.

❍ Psychomotorik wird häufig in Einrichtungen durchgeführt, in denen unterschiedliche Experten, wie Ärzte, Psychologen, Therapeuten, eine umfassende Betreuung der Kinder und Eltern gewährleisten.

Nachteile:

❍ Leider gibt es nicht so viele Plätze in der Psychomotorik wie erforderlich wären. Die Wartezeiten sind lang und oft ist die Teilnahme an der Therapie mit langen Fahrwegen verbunden.

❍ Solche weiten Anfahrten, aber auch das Austoben in der Stunde strengen die Kinder stark an. Wägen Sie auch hier Aufwand und Nutzen gut ab und gönnen Sie Ihrem Kind nach der Therapie unbedingt Ruhe.

❍ Es ist möglich, dass – vor allem kleinere – Kinder mit dem Lärmpegel und dem wilden Toben in solchen Gruppen überfordert sind. Dann hängt es stark vom Einfühlungsvermögen und Fingerspitzengefühl des Therapeuten ab, ob er es schafft, dieses Kind in die Gemeinschaft zu integrieren. Notfalls muss zu einem späteren Zeitpunkt ein neuer Versuch gestartet werden.

Tipps:

❍ Geeignet ist diese Therapieform für Kinder ab etwa vier Jahren. Oft findet sie im Anschluss an eine Sensorische Integrationstherapie statt.

❍ Durchgeführt wird sie von speziell ausgebildeten Krankengymnasten und Mototherapeuten, meist in größeren Zentren für Psychomotorik, Therapiestationen oder in therapeutischen Abteilungen sozialpädiatrischer oder kinderpsychiatrischer Kliniken. Erkundigen Sie sich nach Möglichkeiten in Ihrer Nähe. In der Regel dauert die Behandlung mindestens ein Jahr.

❍ Die Kosten dafür trägt die Krankenkasse nach Verordnung. Auch hier kann unter Umständen ein Gutachten erforderlich sein.

Homöopathie: Die Selbstheilungskräfte aktivieren

Ähnliches mit Ähnlichem behandeln – nach diesem Prinzip arbeitet die Homöopathie. Ihr Begründer, der deutsche Arzt Samuel Hahnemann (1755–1843), entdeckte, dass sich Krankheiten mit Arzneimitteln kurieren lassen, die ähnliche Symptome verursachen. Allerdings müssen diese Mittel, vor allem pflanzliche, tierische und mineralische Wirkstoffe, extrem verdünnt, „potenziert", werden. Nur so sind sie in der Lage, die Selbstregulierungskräfte des Organismus wieder ins Gleichgewicht zu bringen.

Ganzheitlich ins Lot bringen

So gehen Homöopathen auch bei ADS-Kindern davon aus, dass die sensible Harmonie zwischen Körper, Geist und Seele gestört ist, was die bekannten Symptome und Verhaltensauffälligkeiten verursacht. Die Behandlung kann auf zwei Ebenen erfolgen:

❍ Die beste Möglichkeit, um den gesamten Organismus positiv zu beeinflussen, ist eine „Konstitutionelle Therapie". Sie doktert nicht an Einzelsymptomen herum, sondern sucht gezielt nach dem für Ihr Kind geeigneten „Konstitutionsmittel", also der homöopathischen Substanz, die aufgrund dieser Erfahrungswissenschaft exakt zum persönlichen körperlichen und seelischen Erscheinungsbild genau dieses kleinen Patienten passt. Um dieses Mittel herauszufinden, erfragt der Arzt in einem ein- bis zweistündigen Gespräch (Anamnese) die gesamte Krankengeschichte Ihres Kindes, aber auch seine Vorlieben und Abneigungen, seine Eigenarten und Charaktereigenschaften. Danach wählt er individuell ein Mittel aus, das entweder als Einmaldosis oder täglich, meist in Form von „Globuli", kleinen Kügelchen, verabreicht wird. Verschlimmern sich die Symptome anfangs leicht (Erstverschlimmerung), liegt der Therapeut mit seiner Wahl richtig. Notfalls muss er eine andere Substanz ausprobieren. Ausführliche Folgegespräche überprüfen in gewissen Zeitabständen den Erfolg.

❍ Die zweite Variante ist eine symptombezogene Behandlung. Dabei sucht der Therapeut für Ihren Sprössling nach dem „Ähnlichkeitsprinzip" gezielt Mittel, die einzelne Beschwerden lindern sollen. Beispiel: Wenn ein Kind ständig wie von der Tarantel gestochen hin- und herflitzt, könnte eventuell das Mittel „Tarantula hispanica" diesen Bewegungsdrang mildern. Statt „harter" Pillen ein minimaler, sanfter Eingriff mit oft verblüffender Wirkung! Allerdings lassen sich auf diese Weise tatsächlich nur Einzelsymptome behandeln.

Vorteile:

❍ Die Homöopathie ist ein sanftes, naturheilkundliches Verfahren ohne schwerwiegenden Eingriff in den Organismus und – abgesehen von der Erstverschlimmerung – ohne zu erwartende Nebenwirkungen. Sie kann schon bei ganz kleinen Kindern eingesetzt werden. Nur bei einigen Mitteln kann die Haut lichtempfindlicher werden oder es kann unter Umständen zu allergischen Reaktionen kommen. Ein guter Homöopath wird Sie jedoch darauf hinweisen.

○ Eine homöopathische Behandlung ist kein Allheilmittel. Sie allein wird nicht ausreichen, aber sie kann die meisten anderen Therapien (Stimulantien natürlich nicht!) gut ergänzen und so deren Wirkung oft verbessern. Gerade bei ADS-Kindern sehen einige Experten darin eine optimale Kombination.

○ Die ausführlichen Arztgespräche mit ganzheitlichem Ansatz ermöglichen Ihnen als Eltern einen intensiveren Austausch als die heute in vielen Praxen leider oft übliche Fünf-Minuten-Medizin.

Nachteile:

○ Gute homöopathische Ärzte sind leider noch selten. Erkundigen Sie sich bei anderen Eltern oder Selbsthilfegruppen. Sie müssen unter Umständen weite Anfahrtswege und lange Wartezeiten in Kauf nehmen.

○ Die Homöopathie ist keine von der Schulmedizin anerkannte Methode. Kritiker bezweifeln, dass die extreme Verdünnung der Substanzen überhaupt noch Wirkstoffe enthält. Studien über homöopathische Erfolge halten ihrer Meinung nach keiner exakten Überprüfung stand.

○ In der Homöopathie tummeln sich, ebenso wie in anderen naturheilkundlichen Richtungen, etliche Scharlatane. Erkundigen Sie sich nach der Qualifikation eines Therapeuten – vor allem im Interesse Ihres Kindes und Ihres Geldbeutels.

Tipps:

○ Sie können homöopathische Mittel selbst in der Apotheke kaufen. Doch da die richtige Auswahl der geeigneten Substanzen – gerade bei ADS – ein hohes Maß an Fingerspitzengefühl und Erfahrung verlangt, sollten Sie Ihr Kind besser einem ausgebildeten Homöopathen, am besten einem Arzt mit Zusatzausbildung, anvertrauen.

○ Ärzte ohne Zusatzausbildung können symptombezogene homöopathische Mittel verordnen. Eine weitergehende Konstitutionelle Therapie können sie jedoch nicht durchführen.

○ Die Kosten für die Medikamente tragen, wenn ein Arzt sie verschreibt, die Krankenkassen. Rechnungen für Anamnesegespräche (150 bis 200 Mark für das Erstgespräch und ca. 90 Mark für Folgegespräche) übernehmen die gesetzlichen Kassen höchstens teilweise. Fragen Sie vorher nach. Private Versicherungen sind großzügiger.

○ Homöopathische Mittel vertragen sich nicht mit anderen Medikamenten und einigen Stoffen wie Pfefferminz (also Vorsicht z. B. bei Kaugummi), Menthol (mentholfreie Zahncreme benutzen), anderen ätherischen Ölen und Kaffee. Ihr Arzt wird Ihnen sicherlich Verhaltensregeln mit auf den Weg geben. Halten Sie sich bitte daran.

Ernährungsumstellung: Reizstoffe vom Teller verbannen

Gummibärchen ade – das fordern die Befürworter einer Anti-ADS-Diät. Denn, so die Begründung, die darin enthaltenen Farbstoffe könnten zu allergischen Reaktionen führen. Und die wiederum könnten schuld an den Störungen im Stoffwechsel der Neurotransmitter, der Botenstoffe des zentralen Nervensystems, und an der schlechten Durchblutung im Frontalhirn sein, die letztendlich die bekannten Symptome verursachen. Doch nicht nur Farbstoffe sollten vermieden werden. Auch andere Zusatzstoffe wie Stabilisa-

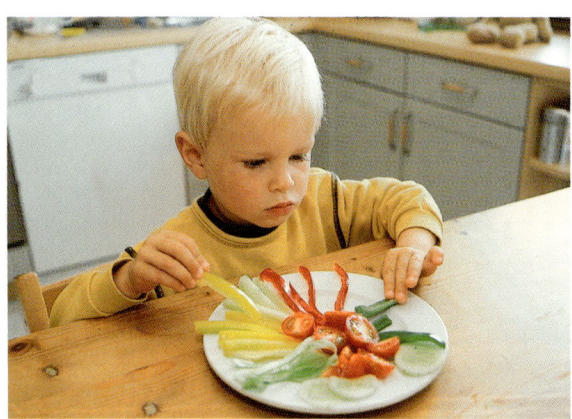

toren, Konservierungsstoffe, Antioxidations- und Verdickungsmittel, Geschmacksverstärker und Emulgatoren sowie Zucker und gesüßte Getränke (vor allem Limonaden und Cola), gepökeltes Fleisch, Nüsse, Zitrusfrüchte und Grundnahrungsmittel wie Milch und Mehl könnten Auslöser für Unverträglichkeiten sein. Grund genug, ihre Wirkung bei Ihrem Kind auszutesten.

Nach Verträglichem suchen

Dies geschieht in drei Phasen:

❍ Während einer vierwöchigen Testphase erhält das Kind eine „reizstoffarme Ernährung", in der die wichtigsten Nahrungsmittel und Zusatzstoffe, die bekanntermaßen allergische Reaktionen auslösen können, komplett vom Speisezettel gestrichen sind. Wird ein Zappelphilipp dadurch nicht ruhiger, wird eine Umstellung der Ernährung ihm ohnehin nichts bringen.

❍ Bessern sich in dieser Zeit die Symptome, beginnt danach die große Suche. Nach und nach, immer im Abstand von einigen Tagen, darf das Kind wieder einzelne gewohnte Nahrungsmittel zu sich nehmen. Verschlechtert sich dadurch das Verhalten, ist ein schädlicher Wirkstoff gefunden.

❍ Ist alles ausgetestet, haben Sie die Nahrungsmittel, die Ihr Kind persönlich vertragen kann, und damit die Bestandteile, aus denen seine Ernährung bestehen sollte. Haben sich Unverträglichkeiten bei Grundnahrungsmitteln herausgestellt, müssen diese durch andere ersetzt werden (z. B. Kuh- durch Ziegenmilch).

Letztendlich erfolgreich ist diese „Oligoantigene Diät", wie Studien gezeigt haben, allerdings nur bei Kindern, die tatsächlich unter einer Nahrungsmittelallergie leiden. Bei anderen kann sie störendes Verhalten höchstens leicht verbessern. Andere Ernährungsformen, wie z.B. die „Feingold-Diät", die alle natürlichen und künstlichen Farbstoffe wie Salicylat vom Tisch verbannt, und die „Phosphatreduzierte Diät" der Apothekerin Herta Hafner, die Phosphate in Nahrungsmitteln allein für hyperaktives Verhalten verantwortlich macht, gelten aufgrund zahlreicher wissenschaftlicher Erkenntnisse nicht mehr als sinnvolle Behandlung.

Vorteile:

❍ Sie können selbst zu Hause austesten, ob eine Umstellung der Ernährung bei Ihrem Kind Erfolg hat oder nicht.

❍ Durch die Beschäftigung mit einer Diät erhöht sich das Bewusstsein für eine gesunde Ernährung von Kindern.

❍ Im Rahmen einer Diät wird Ihr Sorgenkind zur Hauptperson und bekommt so mehr Zuwendung. Das gefällt ihm natürlich gut.

Nachteile:

❍ Die Durchführung einer solchen Diät ist sehr aufwendig und schränkt – wenn nicht unterschiedlich gekocht wird – die gesamte Familie in ihren Essgewohnheiten ein.

❍ Das betroffene Kind kann bei seinen Freunden, bei Geburtstagsfeiern und im Kindergarten leicht zum Außenseiter werden und bei Gelegenheit heimlich genau das essen, was es zu Hause nicht bekommt.

❍ Gerade bei Kindern muss sorgfältig, am besten mit Hilfe eines Arztes und/ oder einer Ernährungsberaterin, überwacht werden, dass eine Diät Wachstum und Entwicklung nicht beeinträchtigt. Eine zu unausgewogene Ernährung kann schnell zu Mangelerscheinungen führen.

Tipps:

❍ Eine Ernährungsumstellung eignet sich nicht als alleinige therapeutische Maßnahme. Sie kann höchstens bei Kindern jeden Alters andere Behandlungsformen ergänzen.

❍ Ausführliche Informationen über die Oligoantigene Diät erhalten Sie beim „Arbeitskreis Überaktives Kind e.V."(Adresse siehe Anhang).

❍ Die Kosten für eine Diät und die teilweise recht teuren Reformhaus und Bioladenprodukte muss die Familie selbst tragen.

❍ Einige ADS-Kinder haben auffällige Ernährungsgewohnheiten: Sie trinken literweise Milch oder Cola oder scheinen nur von Süßigkeiten oder Chips zu leben. Solche „Macken" können unter Umständen Hinweise auf allergische Veranlagungen geben. Diesen Kindern ist meist schon mit einer ausgewogenen, möglichst vollwertigen Ernährung geholfen.

❍ Grundsätzlich kann es keinem Kind – und auch keinem Erwachsenen – schaden, sich gesünder, abwechslungsreicher, naturbelassener zu ernähren. Künstliche Zusatzstoffe und weißer Zucker tragen nicht unbedingt zu unserem Wohlbefinden bei. Nehmen Sie die Essgewohnheiten Ihrer Familie also einmal kritisch unter die Lupe. Tipps dazu finden Sie im Abschnitt „Wohlbefinden geht durch den Magen".

Verhaltenstraining: Schlechte Angewohnheiten wegtrainieren

Fit fürs alltägliche Leben – das will das Verhaltenstraining ADS-Kinder machen. Dabei geht es nicht darum, das Übel an der Wurzel zu packen, also beim gestörten Stoffwechsel im zentralen Nervensystem oder der Entwicklungsstörung des Gehirns anzusetzen, sondern darum, die für die Umwelt so belastenden Symptome zu bekämpfen. Immer mit dem Ziel, den Kindern zu helfen, sich besser in ihr soziales Umfeld einzufügen und die an sie gestellten praktischen Anforderungen erfolgreicher zu bewältigen.

Besser machen lernen

Dafür sind inzwischen verschiedene Konzepte entwickelt worden. Doch alle wollen sie nur das eine: mit Hilfe strikter

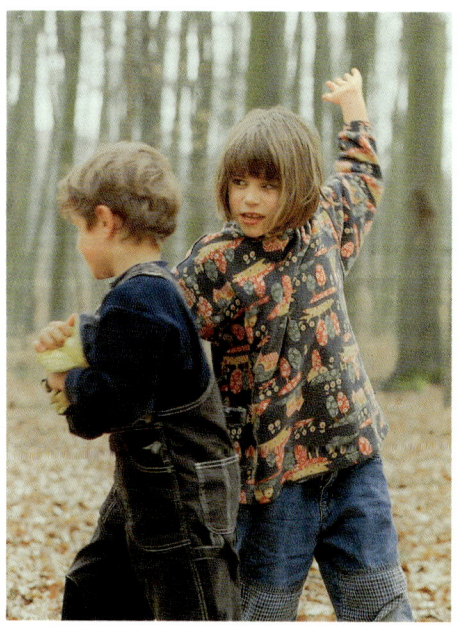

Regeln, klarer Strukturen, unmissverständlicher Anweisungen und praktischer Organisation die Kinder zu positivem Verhalten anleiten. Lob und Belohnungen bzw. Nichtbeachtung und eindeutige, für das Kind unangenehme Konsequenzen, das sind die Tricks, die dazu dienen, Nervensägen „schlechtes Benehmen" abzugewöhnen und stattdessen neue gewünschte Verhaltensweisen anzutrainieren. Kein einfaches Unterfangen! Denn gerade ADS-Kindern fällt es schwer, sich – obwohl sie sie dringend brauchen – in Regeln und Strukturen einzufügen. Sie wissen zwar genau, was ihre Umwelt von ihnen erwartet – doch dies selbst in die Tat umzusetzen, ist ihnen nicht selten unmöglich. Da ist häufig schon langwieriges Umlernen mit versierter Unterstützung nötig, um spürbare Erfolge zu erzielen. Dies geschieht bei kleineren Kindern vornehmlich nach therapeutischer Anweisung zu Hause durch die Eltern, bei größeren in Form von Gruppentraining. Oft bringt es jedoch, vor allem bei jüngeren Kindern, mehr, wenn auch die Erwachsenen ihr Verhalten ändern. Deshalb versuchen die Trainingsprogramme, immer die Eltern miteinzubeziehen. Das A und O für den Erfolg jeder Verhaltenstherapie: Mama und Papa müssen Abschied von einem Schlingerkurs in der Erziehung nehmen und endlich geradlinig und absolut konsequent gegenüber ihrem Nachwuchs auftreten. Darüber hinaus erfahren Eltern, wie sie in konkreten Situationen Hilfe zur Selbsthilfe geben können: Punktekarten mit „guten" und „schlechten" Bewertungen, feste Spielregeln für häusliche Abläufe, Tagespläne, Hilfen zur Selbstkontrolle und zur Bewältigung von Krisen sollen das Selbstmanagement erleichtern. Probleme wie Konzentrationsschwäche, mangelnde Aufmerksamkeit oder ein chaotischer Arbeitsstil können ebenfalls gezielt durch Aufgaben und Organisationshilfen bearbeitet werden.

Vorteile:
❍ Eltern erfahren viel über ihr Kind und seine Besonderheiten und bekommen eine Fülle von praktischen Tipps und Strategien für den alltäglichen Kampf an der Familienfront.
❍ In Einzelarbeit können gezielt spezielle Probleme in Ihrer Familie angegangen und hoffentlich gelöst werden.
❍ ADS-Kinder bekommen damit genau das, was sie dringend im Leben brauchen: einen klaren und engen Rahmen für ihr Verhalten, eindeutige Regeln und strikte Grenzen.

Nachteile:
❍ Verhaltenstraining ist eine zeitaufwendige Angelegenheit. Denn Sie müssen auch zu Hause mit Ihrem Kind arbeiten und sich regelmäßig mit dem Therapeuten austauschen.
❍ Kritiker bemängeln, dass die Kinder teilweise „gedrillt", „abgerichtet" werden und individuelle Eigenarten nicht zum Tragen kommen. Wichtig ist deshalb immer, wie einfühlsam ein Therapeut ist und wie ernst er die Persönlichkeit eines Kindes nimmt.

❍ Werden solche Programme strikt durchgeführt, ist das Kind praktisch ununterbrochen auf dem „Prüfstand". Es wird ständig kritisch beobachtet und beurteilt. Und die Eltern fragen sich den ganzen Tag lang, ob sie wirklich alles richtig gemacht haben.

Tipps:
❍ Durchgeführt werden Verhaltenstrainings-Programme von Kinderpsychologen, Verhaltens- und Familientherapeuten. Fragen Sie Ihren Arzt nach solchen Angeboten. Oft wissen auch Erziehungsberatungsstellen darüber Bescheid. Über die Kostenübernahme für Ihr Kind müssen Sie mit Ihrer Krankenkasse verhandeln. Ein Elterntraining müssen Sie fast immer selbst bezahlen.
❍ Ein Verhaltenstraining eignet sich bei größeren Kindern vor allem dafür, um mit den eigenen Defiziten besser leben zu lernen. Bei kleineren Kindern kann es andere Therapien, die die Gehirnentwicklung fördern, ergänzen.
❍ Für Sie als Eltern lohnt es sich fast immer, Ihr eigenes Erziehungsverhalten in einem Elternseminar (z. B. Familienbildungsstätten) zu überprüfen und eventuell zu verändern. Davon profitiert nicht nur Ihr ADS-Kind, sondern die ganze Familie.
❍ Ein Training soll helfen und nicht zusätzlichen Stress verursachen. Ziehen Sie deshalb für sich das heraus, was Ihnen gefällt und nützt – dann haben Sie schon viel gewonnen. Und die Spontanität und Natürlichkeit in der Erziehung bleibt nicht auf der Strecke.

Was Ihrem Kind sonst noch gut tut

Kein ADS-Kind ist wie das andere. Ein Patentrezept, die einzig wahre und für alle richtige Standardbehandlung kann es deshalb nicht geben. Ihr Arzt muss aus den in diesem Kapitel vorgestellten Therapieangeboten nach Rücksprache mit Ihnen das auswählen, was seiner Meinung nach zur Zeit am besten für Ihren Sprössling geeignet ist und ihn in seiner Entwicklung am nachhaltigsten fördert. Sinnvoll ist dabei fast immer eine Kombination verschiedener Maßnahmen. Und dieses Förderprogramm muss notfalls je nach Bedarf und bereits erzielten Fortschritten immer wieder neu zusam-

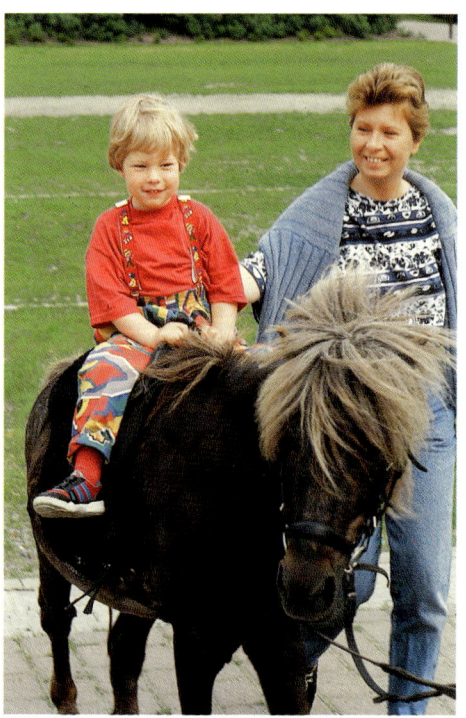

mengestellt werden. Nur so ist gewährleistet, dass Ihr Kind jederzeit genau das bekommt, was es gerade braucht. Ergänzend zu einer solchen Basisbehandlung müssen natürlich spezielle Probleme gesondert angegangen werden. Ob Sprachstörungen oder Schwierigkeiten beim Malen mit Stiften – nur eine spezielle Zusatztherapie, meist für einen begrenzten Zeitraum verordnet, kann da wirkliche Hilfe bringen. Hier die wichtigsten:

Reittherapie

Wunderbar fürs körperliche wie seelische Gleichgewicht ist eine Reittherapie (Hippotherapie). Vor allem verkrampfte Kinder, die ständig unter Hochspannung zu stehen scheinen, profitieren davon. Die sanften Schaukelbewegungen und die Körperwärme des Tieres sorgen für Entspannung. Und das Selbstbewusstsein wächst. Die Kosten dafür werden – selbst von privaten Kassen – allerdings nur in Ausnahmefällen übernommen. Doch vielleicht sind Sie bereit, auch selbst dafür aufzukommen. Denn Reittherapie ist ein toller Einstieg zum Umstieg – weg von therapeutischen Maßnahmen hin zu sportlicher Aktivität und Freizeitvergnügen. Dann tut's irgendwann auch die Teilnahme an Voltigierstunden oder Reitunterricht in Kindergruppen, aber bitte mit einfühlsamen Lehrern.

Ergotherapie

Probleme mit Knöpfen und dem Bleistift – ein klarer Fall für die Ergotherapie. Vor allem wenn es in der Feinmotorik hapert, kann eine solche Behandlung durch spezielle Übungen und spielerisches Trainieren von alltäglichen Aufgaben gezielt Defizite ausgleichen. Besonders vor dem Schuleintritt wird vielen Kindern Ergotherapie empfohlen, um ihnen damit das Rüstzeug, den „letzten Feinschliff" für die kommenden Anforderungen zu geben. Die Krankenkasse übernimmt die Kosten dafür nach ärztlicher Verordnung.

Sprachtherapie (Logopädie)

Stottern, lispeln, nuscheln – da ist die Logopädie gefragt. Viele ADS-Kinder werden, spätestens ebenfalls vor der Einschulung, nicht darum herumkommen. Denn Probleme mit der Sinneswahrnehmung können Verzögerungen in der Sprachentwicklung zur Folge haben und zu Sprechstörungen führen. Manchmal vertauschen diese Kinder auch Buchstaben (z. B. „b" und „d") oder verdrehen einzelne Buchstaben in Worten bzw. die komplette Satzstellung. Hier kann eine Sprachtherapie helfen. Die Kosten dafür trägt die Krankenkasse nach ärztlicher Verordnung.

Kinesiologie

Konzentrationsmangel und Lernprobleme – damit beschäftigt sich die Angewandte Kinesiologie. Speziell ihre Schulen der „Edu-Kinesthetik", einer Bewegungspädagogik, und des „Brain Gym", einer Lerngymnastik, richten sich auch an ADS-Kinder. Dabei werden mit bestimmten Übungen Energieblockaden im Körper gelöst und die Koordination der linken und rechten Gehirnhälfte gefördert. Mit

Sicherheit kein Allheilmittel, aber ab und zu eine gute gezielte Unterstützung. Und die erlernten Übungen können später jederzeit wieder eingesetzt werden. Das Problem: Die Methode ist nicht wissenschaftlich anerkannt und Sie müssen sie aus eigener Tasche finanzieren (Kosten etwa 80 bis 100 Mark pro Einzelstunde). Wenn Sie sich selbst näher mit dieser Methode vertraut machen möchten, können Sie einen Einführungskurs bei einem Kinesiologischen Berater besuchen (Kosten ca. 200 Mark). Dort erlernen Sie einfache Übungen, die Sie allein mit Ihrem Kind zu Hause durchführen können. Einige Beispiele dafür finden Sie auch in diesem Buch. Eine individuelle Beratung kann dies jedoch nicht ersetzen.

So weit das Repertoire der Fachleute. Es gibt zwar noch weitere Therapieformen zur Behandlung von ADS, sie kommen aber nur in wenigen Einzelfällen in Frage oder sind sehr umstritten. Deshalb soll an dieser Stelle nicht weiter darauf eingegangen werden. Nun sind Sie als Eltern an der Reihe. Denn eine Therapie durch Fachleute ist gut und wichtig. Damit sie langsam und allmählich Früchte trägt, muss auch zwischen den Therapiestunden, spielerisch in alltägliche Abläufe eingebaut, einiges geschehen. Und Familienklima und Umwelteinflüsse müssen schon stimmen, damit die therapeutischen Anstöße wirklich etwas in Bewegung setzen und Ihr Kind in seiner Entwicklung fördern. Dazu können Sie als Eltern sehr viel beitragen. Einige Anregungen dafür finden Sie in den nächsten Kapiteln.

Die Balance finden: Warum die Förderung der Sinneswahrnehmung so wichtig ist

Die drei Basissinne:
Das Fundament fürs Lernen

ADS-Kinder gleichen kleinen Irrwischen und sind ständig auf Achse. Doch eines können sie meist nicht: ruhig auf einem Bein stehen. Sie können einfach keine Balance halten. Und auch sonst sind ADS-Kinder in ihrem Körper oft wenig zu Hause. Der Grund: Sie haben Probleme mit ihrer Sinneswahrnehmung. Vor allem von ihrem Spür- oder Tastsinn, ihrem Gleichgewichtssinn und ihrer Tiefenwahrnehmung, ihrem „Eigensinn", bekommt ihr Gehirn zu wenig Informationen. Das hat fatale Konsequenzen. Denn auf diesen drei Basissinnen baut die gesamte gesunde Entwicklung von Kindern auf. Sie sind untrennbar miteinander verbunden und sorgen in einem komplizierten Wechselspiel dafür, dass sich unser Gehirn strukturieren und entwickeln kann. Bekommt ein Kind zu wenig Information von diesen Basissinnen, fehlen ihm und seinem Gehirn wesentliche sinnliche Erfahrungen – für das Erlernen komplexerer Fertigkeiten wie Schreiben ebenso wie für das optimale Arbeiten seiner Fernsinne, der Augen, Ohren und der Nase. Kein Wunder, dass ADS-Kinder oft hinterherhinken, ihre Entwicklung verzögert ist. Wer ihnen helfen will, sollte deshalb bei den drei Basissinnen ansetzen.

Der Spürsinn

Unser allererstes Sinnessystem, das sich im Mutterleib entwickelt, ist der Spürsinn, auch Tastsinn oder taktiles System genannt. Bereits ab der zehnten Woche nuckelt der Embryo am Daumen. Für Wissenschaftler der erste Schritt hin zur Sprachentwicklung. Mit zwölf Wochen ist dann der ganze Körper des Fötus berührungs- und schmerzempfindlich, und durch die permanente Stimulation durch das Fruchtwasser ist dieses Sinnessystem schon vor der Geburt weitgehend ausgereift. Nach der Geburt nähren Berührungen und Hautkontakt den Spürsinn. Unsere Haut ist nicht nur der Spiegel unserer Seele – sie ist auch unser größtes Sinnesorgan. Durch sie spüren, fühlen, begreifen wir unsere Umwelt. Und wenn uns etwas so richtig unter die Haut geht, werden wir das ein Leben lang nicht vergessen. Immerhin 1,5 bis zwei Quadratmeter umfasst diese äußere Schutzhülle unseres Körpers. Darauf nehmen pro Quadratzentimeter rund 5000 Sinneszellen Reize wie Berührung, Druck, Schmerz, Wärme und Kälte auf und leiten sie ans Gehirn weiter. Davon, wie das Gehirn diese Reize verarbeitet, hängt letztendlich ab, wie sensibel unsere Haut, wie empfindsam unser Spürsinn ist, ob wir ein „dickes Fell" haben oder eine „dünne Haut".

Der Gleichgewichtssinn

Der Gleichgewichtssinn, das vestibuläre System, ist so eng wie kein anderes Sinnesorgan mit der Haut verbunden. Der Grund: Er entwickelt sich beim Embryo gleichzeitig mit dem Spürsinn und dem zentralen Nervensystem aus demselben Keimblatt. Ohne dass es uns bewusst ist, liefert er uns ununterbrochen wichtige Informationen über unsere Lage im Raum und die Geschwindigkeit und die Richtung unserer Bewegungen. Die Empfänger für diese Reize sitzen im Innenohr. Anhand dessen, was sie wahrnehmen, entscheidet das Gehirn, ob ausgleichende Bewegungen nötig sind, um uns wieder ins Gleichgewicht zu bringen. So schaffen wir es auch, uns entgegen der Schwerkraft aufrecht zu halten.

Auch dieses Sinnessystem wird schon durch die Bewegungen in der Gebärmutter ständig mit Reizen versorgt, damit es sich weiterentwickeln kann. Nach der Geburt sind es die Eltern, die durch Schaukeln und Wiegen für die wichtige Bewegungsnahrung sorgen müssen. Bis zum 11. Lebensjahr dauert es nach Untersuchungen des französischen Arztes Professor Dr. Alfred Tomatis, bis der Gleichgewichtssinn endgültig ausgereift ist. Und seine Reifung ist ebenfalls eine Grundvoraussetzung für die motorische und geistige Entwicklung Ihres Kindes. So ist zum Beispiel die Orientierung im Raum die Grundlage dafür, dass Ihr Kind später ein Verständnis für Zahlen entwickelt. Denn der Gleichgewichtssinn ist ebenso wie der Spürsinn daran beteiligt, dass sich das Gehirn strukturieren kann.

Der „Eigen"-Sinn

Der dritte Basissinn ist die Eigen- oder Tiefenwahrnehmung, auch propriozeptive Wahrnehmung oder kinästhetisches System genannt. Dieser „Eigen"-Sinn bekommt ebenfalls durch die enge Gebärmutterhöhle bereits während der Schwangerschaft ständig Anstöße für seine Entwicklung. Und die extreme Stimulation bei den Geburtswehen sorgt für einen ordentlichen Reifeschub. Dieses Sinnessystem gibt uns ein Gefühl für unseren Körper, seine Tiefensensibilität, sein Schema und seine Grenzen. Informationen darüber liefern Sinneszellen, die den Druck und Zug an Muskeln, Sehnen und Gelenken wahrnehmen und weiterleiten. So bekommt das Gehirn – wiederum für uns weitgehend unbewusst – wichtiges Wissen über unseren Körper, um Bewegungsabläufe und Handlungen planen zu können. Und wir können uns geschickt bewegen, ohne uns erst vergewissern zu müssen, ob unsere Knie gerade durchgedrückt sind oder der Rumpf gebeugt ist. Außerdem braucht das Gehirn die Informationen aus der Tiefe unseres Körpers, um eine Grundspannung in unseren Muskeln aufzubauen, exakt dosiert und der jeweiligen Situation angemessen – egal ob wir gerade Omas alte Sammeltasse in der Hand halten oder eine volle Einkaufstasche. Etwas, das auch wichtig für die „Spannung" im Kopf ist. Ohne eine gut funktionierende Tiefeninformation schaffen wir es nämlich kaum, aufmerksam zu lernen – ein Problem, mit dem vor allem ADS-Kinder zu kämpfen haben.

Sinnliche Wahrnehmung: Basis für sinnvolles Handeln

Ein herrlicher Frühlingstag. Sanft streicht der Wind durchs Haar, die Sonnenstrahlen wärmen die Haut. Die Luft riecht frisch, irgendwo duftet ein blühender Fliederstrauch intensiv und die Vögel zwitschern. Pure sinnliche Eindrücke, bewusst wahrgenommen und genossen. Doch das ist eher die Ausnahme. Viel häufiger läuft unsere Sinneswahrnehmung ganz einfach nebenbei ab. Dabei brauchen wir unsere Sinnesorgane fast ebenso dringend zum Leben wie das Schlagen unseres Herzens. Denn Leben bedeutet, sich mit Sinneseindrücken auseinander zu setzen – ununterbrochen.

Ordnung schaffen

Sie beginnt bereits im Mutterleib und dauert an, solange wir leben: die unendliche Geschichte der sinnlichen Wahrnehmung. Egal ob wir schlafen oder wach sind, stillsitzen oder uns bewegen – unaufhörlich empfangen die Antennen unserer Sinnesorgane, die „Rezeptoren", immer neue Reize. Alles, was wir sehen und hören, riechen und schmecken, fühlen und spüren, wird von den Sinneszellen über die Nervenbahnen – wie auf einer Datenautobahn – Richtung Gehirn weitergeschickt. Erste Station für alle Informationen ist das Stammhirn. Dort findet eine Verkehrskontrolle statt: Einige Reize werden gebremst, andere verstärkt, um das Gehirn vor einem Info-Stoßverkehr

zu schützen. Nächste Station ist das Zwischenhirn. Dort gesellen sich zu den eintreffenden Sinnesreizen Gefühle wie Trauer, Angst, Freude und Schmerz quasi als „Beifahrer" hinzu. Im Verkehrsknotenpunkt Großhirn mit seinen zahlreichen Abzweigungen werden die dort ankommenden Informationen dann verteilt. Jede einzelne bekommt ihre Parkposition in den verschiedenen sensorischen Zentren der beiden Hälften der Großhirnrinde zugewiesen. Dort wird alles gespeichert, was die Sinnesorgane wahrgenommen haben. In der linken Hirnhälfte, „Hemisphäre", zum Beispiel Sprache, Zahlen, Fakten und logisch-rationale Zusammenhänge. In der rechten Hälfte sind Bilder, Symbole, Intuition, Kreativität und räumliche Wahrnehmung angesiedelt.

Während die Sinnesreize mit den dazugehörigen Gefühlen ihre endgültige Parkposition erreichen, ist die Parkhauszentrale Großhirnrinde bereits emsig mit der Auswertung der eingegangenen Informationen beschäftigt. Da werden die neuen Reize mit bereits abgespeicherten aus den verschiedenen sensorischen Zentren verglichen. Es wird ausgewählt, bewertet, einzelne Reize werden durch Nervenzellverbindungen mit anderen verknüpft und zusammengekoppelt und alles wird so vollständig verarbeitet, geordnet und koordiniert, dass die „neuen" komplett zwischen den „alten" bisherigen persönlichen Erfahrungen eingeordnet werden. Und so jederzeit bei Bedarf einzeln oder gemeinsam mit anderen abrufbar sind.

Dieser Verarbeitungsprozess, den Experten wie die bekannte amerikanische Psychologin Jean Ayres „sensorische Integration" nennen, ist absolut subjektiv. Ein und derselbe Reiz kann bei jedem von uns – je nach Erfahrungshintergrund, physischer und psychischer Verfassung und Lebensumständen – zu total unterschiedlichen Ergebnissen führen. Doch nur durch dieses Ein- und Zuordnen wird es möglich, Gebrauch von den im Gehirn abgespeicherten Informationen zu machen. Nur so ist es uns möglich, komplexere Tätigkeiten und Bewegungsabläufe, wie soziales Verhalten und Rollschuhlaufen, zu erlernen und zum Teil bis zu einem gewissen Grad zu automatisieren, fast unbewusst ablaufen zu lassen. Denn ist die Auswertung komplett abgeschlossen, kann die Parkhauszentrale auf die eingegangene Reizinformation reagieren. Sogleich schickt sie einen Antwortreiz in die entgegengesetzte Richtung auf die Reise. Dieser bringt dann, an seinem Ziel angekommen, etwa Muskeln dazu, sich zusammenzuziehen.

Das alles läuft mit Hochgeschwindigkeit ab – egal, ob der Sinnesreiz aus der Umwelt oder unserem eigenen Körper kommt. Wir bemerken – wenn überhaupt – höchstens Anfang und Ende dieses komplizierten Prozesses. In Bruchteilen von Sekunden ist er abgeschlossen. Oder auch nicht. Denn auch der Antwortreiz des Gehirns und die daraus entstehende Reaktion des Körpers führen wiederum blitzschnell zu neuen Reizinformationen. Der Kreislauf beginnt von vorn. Eine unendliche Geschichte.

Reizstau im Gehirn

Doch was passiert, wenn das Stammhirn aufgrund einer Stoffwechselstörung die einströmenden Sinnesreize nicht richtig erfasst und weiterleitet – wie das bei ADS-Kindern der Fall ist? Dann herrscht laut Jean Ayres „eine Art Verkehrschaos im Gehirn". Die Folge: Die für sinnvolle Reaktionen wichtigen Reizinformationen stecken im Stau. Sie können nicht optimal verarbeitet, mit anderen Reizen verbunden und so in den sensorischen Zentren geparkt werden, dass die Parkhauszentrale sie bei Bedarf abrufen und benutzen kann. Stattdessen drängeln sich unwichtige Sinnesreize in den Vordergrund, mit denen das Gehirn bei der anstehenden Aufgabe jedoch nichts anfangen kann. So ist es nicht in der Lage, auf den eingegangenen Sinnesreiz entsprechend zu reagieren. Sinnvolles Handeln, gezieltes Planen von Abläufen, das Unterdrücken von Impulsen sind kaum möglich. Wer weder sich selbst und seinen Körper noch Reize aus seiner Umgebung wahrnimmt und verarbeitet, wird große Schwierigkeiten haben, einer Situation entsprechend zu reagieren und zu handeln. Wen wundert es da, dass ADS-Kinder unter Koordinationsproblemen, Konzentrationsmangel, Unaufmerksamkeit, Unruhe und Impulsivität leiden und Schwierigkeiten mit sich selbst und ihrer Umwelt haben?

Sinnesreize: Die Baumeister unserer Gehirnarchitektur

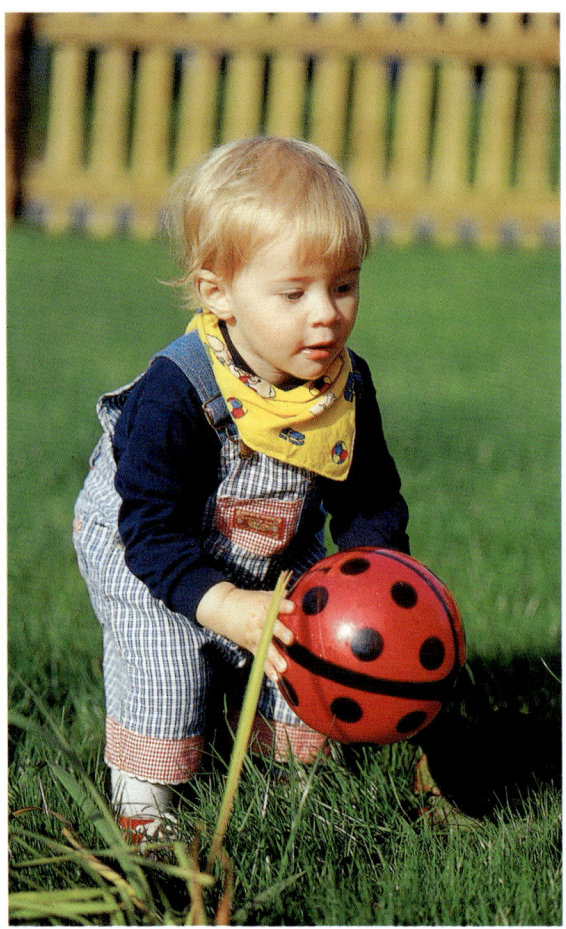

dass sie gleichzeitig vom Gehirn in Alarmzustand versetzt werden können.

Unser Gehirn gleicht einem Mega-Computer mit einer riesigen Speicherkapazität. In ihm existiert ein gigantisches Netzwerk – ähnlich dem weltweiten Netz des Internets –, in dem die 100 Milliarden Nervenzellen, die „Neuronen", miteinander verknüpft sind, jede einzelne von ihnen mit mindestens 1000 anderen. Jedes Mal, wenn unsere Sinnesorgane einen Reiz aufnehmen, egal ob einen Musikton oder ein sanftes Streicheln, löst dieser eine elektrische Reaktion in den jeweiligen Nervenbahnen aus, aktiviert sie und koppelt mehrere Nervenzellen zusammen. So wird das Gehirn konstruiert.

Verbindungen herstellen

Der Rohbau steht bereits bei der Geburt. Erblickt ein Baby das Licht der Welt, beginnt das Gehirn mit seinem Innenausbau – komplett in Eigenregie. Mit der Flut von Sinneseindrücken, die auf den neuen Erdenbürger einströmt, entstehen fast explosionsartig immer neue Nervenverbindungen. Und dabei spielen anfangs unsere Basissinne eine entscheidende Rolle. Schon im ersten Lebensjahr verzwanzigfachen sich die Verknüpfungen und so rasant geht es auch weiter. Zwischen dem

Was passiert im Gehirn, wenn wir einen Ball werfen wollen? Alle an dieser Bewegung beteiligten Muskeln werden aktiv. Seinen Einsatzbefehl bekommt jeder einzelne von ihnen von der für ihn zuständigen Nervenzelle. Und damit die Koordination untereinander auch klappt, sind alle fürs Ballwerfen verantwortlichen Nervenzellen miteinander verbunden, so dritten und dem fünften Lebensjahr sorgt dann ein enormer Wachstumsschub noch einmal für eine ordentliche Vermehrung der Nervenzellen-Kontakte.

Doch ähnlich wie im Internet sind viele dieser „Links" nicht auf Dauer angelegt. Denn von den Verschaltungen, die in den ersten Lebensjahren angebahnt werden, bleiben nur die erhalten, die auch mehr oder weniger regelmäßig genutzt werden. Bereits ab dem zehnten Lebensjahr sterben alle wenig oder gar nicht benutzten Kontakte ab. Und ein Erwachsener hat dann nur noch halb so viele Verbindungen in seinem Nervennetzwerk wie ein zweijähriges Kind. Letztendlich haben nur die Nervenverbindungen eine Chance, sich fest im Gehirn zu verankern, die nach dem ersten Lernprozess immer mal wieder durch Sinnesreize erregt und dadurch zusammengeschaltet werden – wie zum Beispiel alle Neuronen, die die für das Werfen eines Balles notwendigen Muskeln steuern.

Reife durch Verarbeitung

Nach Meinung von Gehirnforschern sollten Kinder deshalb in ihren ersten sieben bis neun Lebensjahren mit einer reichhaltigen und vielseitigen Kost für ihre Sinne versorgt werden, um so möglichst viele Nervenkontakte anzubahnen, die sie später dringend für das Erlernen komplexerer Fertigkeiten brauchen. Jean Ayres spricht davon, dass das kindliche Gehirn in dieser Phase vorwiegend eine „Verarbeitungsmaschine sinnlicher Wahrnehmungen" ist. Doch gerade hierin liegt das Problem der ADS-Kinder. Denn da sie aufgrund der Stoffwechselstörung in

ihrem Gehirn Sinnesreize nur unzureichend erfassen und verarbeiten können, werden von Anfang an viele Nervenverbindungen gar nicht oder nur instabil aufgebaut. Die Hirnarchitektur ist lückenhaft und brüchig. Kein gutes Fundament, um darauf eine weitere Entwicklung aufzubauen. Denn kommt es bereits in frühester Kindheit zu einer mangelhaften Verarbeitung von Reizen der Basissinne, fehlen wichtige Verbindungen im Nervennetzwerk, Bausteine, die später für die Wahrnehmung und das Abspeichern anderer Sinnesinformationen dringend erforderlich sind und die das Erlernen komplexerer Fähigkeiten, wie zum Beispiel schreiben oder einen Ball werfen, erst möglich machen.

Das komplizierte Wechselspiel zwischen Sinneswahrnehmung und Gehirnleistung ist gestört. Denn in dem Maße, wie die Sinnesreize das Gehirn anregen, selbstständig sein Nervennetzwerk aufzubauen und so seine eigene Entwicklung voranzutreiben, werden sie selbst auch optimal von ihm verarbeitet, zugeordnet, gefiltert und ausgewertet. Eine wichtige Voraussetzung dafür, dass sowohl alle Sinnessysteme wie auch das Gehirn selbst zu voller Funktionsfähigkeit ausreifen können. Ist jedoch die sensorische Integration, das Einbinden von Sinnesinformationen in die Hirnarchitektur, beeinträchtigt, wird die körperliche, seelische und geistige Entwicklung von Kindern verzögert. Und ist die unterste Entwicklungsstufe nicht stabil, kann die folgende nicht darauf aufbauen und wird ebenfalls Lücken aufweisen. Und genau das ist das Problem von ADS-Kindern.

Sinnvolle Förderung: Dosierte Nahrung für die Sinne

Kaum sind Babies auf der Welt, greifen sie nach allem und jedem. Bald wird alles, was sie in ihre kleinen Finger bekommen, rundherum befühlt und in den Mund gesteckt. Und wenn sie erst anfangen zu robben und zu krabbeln, gibt es kein Halten mehr. Dann machen sie sich auf zur ununterbrochenen Jagd nach immer neuen sinnlichen Erfahrungen – vor allem nach Reizen für ihre Basissinne, dem wichtigsten Mörtel beim Bau ihrer Hirnarchitektur.

Landkarte des Körpers

Denn Informationen, die Spür-, Gleichgewichts- und Eigensinn liefern, bilden das Gerüst, in das später andere Sinnesreize eingeordnet und eingebaut werden. Bewegung bringt Ordnung ins Gehirn. Wer sein Kind nach einem aufregenden Tag mit vielen neuen Eindrücken sanft auf dem Schoß hin- und herschaukelt, wird merken, wie gut ihm das tut. Das hilft ihm, alles besser zu verarbeiten. Worte schaffen das nicht. Kinder wissen das tief in ihrem Innern selbst und tun instinktiv genau das, was sie für ihre gesunde Entwicklung brauchen: Sie bewegen sich und versuchen, mit großer Neugier die Welt im wahrsten Sinne des Wortes zu begreifen.

Vor allem im Hinblick auf unser gesamtes Körpergefühl liefern Bewegungen unabdingbare Schlüsselerfahrungen. Indem Kinder ihren Kopf heben, etwas mit den Fingerspitzen ertasten, krabbeln, laufen und hüpfen, sammeln sie mit ihren drei Basissinnen nicht nur wichtige Reizinformationen über ihre Umwelt, sondern vor allem auch über ihren eigenen Körper. All diese Wahrnehmungen zusammen, im Gehirn geordnet und verarbeitet, sensorisch integriert, liefern ihnen eine exakte Landkarte ihres Körpers. Sie empfinden, wie sich ihr Körper anfühlt, wenn sie sich bewegen, an- oder entspannen. Sie spüren ihre Muskeln. Sie haben eine Vorstellung von ihren Körpermaßen und davon, ob sie gerade aufrecht gehen, liegen oder auf dem Kopf stehen. Und sie wissen genau, wo ihr rechter Arm, ihr linker großer Zeh und ihre Nasenspitze sitzen, ohne erst in den Spiegel sehen zu müssen.

Ein solches Körperschema brauchen wir alle für die Steuerung sämtlicher Bewegungsabläufe. Dazu gehören Atmung und Verdauung ebenso wie Augenblinzeln, Lachen und Schreiben. Aber auch für den Aufbau höherer Entwicklungsstufen und das Aneignen komplexerer Fähigkeiten ist das im Gehirn verankerte Wissen über unseren Körper die notwendige Basis. So ist Bewegung die Grundlage für jedes Lernen, für geistige Beweglichkeit, für emotionale Fähigkeiten und auch für unser inneres Gleichgewicht.

Ein solider Grundstein für die weitere Entwicklung eines Kindes wird also nur gelegt, wenn sein Gehirn es schafft, Bewegungsreize, die „senso-motorischen" Wahrnehmungen der Basissinne, gut zu ordnen und zu verarbeiten. Ist das Gehirn aufgrund einer Störung dazu nicht in der Lage, fehlen dem kleinen Menschen wichtige sinnliche Basiserfahrungen. So entstehen Defizite in der motorischen Entwicklung und schwarze Stellen auf der Landkarte des Körpers. Es fehlen einfach wichtige Grundsteine in der kindlichen Entwicklung, auf die später andere Fähigkeiten aufbauen können.

Nahrung für die Basissinne

Bei ADS-Kindern ist das der Fall. Sie brauchen deshalb dringend eine Förderung ihrer sinnlichen Wahrnehmung und vor allem ausreichend Nahrung für ihre Basissinne. Ihre motorische Unruhe und ihre Hyperaktivität zeigen deutlich, was ihnen und ihrem Gehirn fehlt: Bewegung. Durch ihre Zappeligkeit versuchen sie instinktiv, dieses frühe Entwicklungsdefizit auszugleichen. Das Problem dabei ist, dass dies völlig planlos geschieht. Außerdem fehlen ihnen oft auch andere sinnliche Basiserfahrungen, zum Beispiel des Spürsinns, die es erst ermöglichen, Bewegungsreize im Gehirn gut zu verarbeiten. Genau hier setzt die Sensorische Integrationstherapie an (siehe Kapitel 2), die ADS-Kindern auf ihrem jeweiligen Entwicklungsstand entgegenkommt und mit der gezielten Förderung genau dort beginnt. Das können Sie als Eltern ohne geschulten Therapeutenblick nicht leisten. Was Sie jedoch für Ihr Kind tun können, ist, ihm jeden Tag aufs Neue eine ordentliche Zusatzportion an Sinnesnahrung für seine Basissinne anzubieten. Anregungen dafür finden Sie im nächsten Kapitel. Dabei ist es grundsätzlich unerheblich, welcher der drei Basissinne angesprochen wird oder in welcher Reihenfolge eine Stimulation erfolgt. Wichtig kann eine häufige Wiederholung sein. Denn durch die Störung in ihrem Gehirn brauchen ADS-Kinder länger, bis die Vernetzungen zwischen Nervenzellen entstehen. Sie müssen bestimmte Dinge unter Umständen immer und immer wieder tun, bis sie so in ihrem Gehirn verankert sind, dass ein weiterer Entwicklungsschritt darauf aufbauen kann. Ist eine Nervenzellverbindung jedoch irgendwann hergestellt, profitiert immer der gesamte Organismus davon. Eines sollten Sie in Ihrem Eifer, Ihrem Kind helfen zu wollen, jedoch nicht tun: Überschütten Sie es nicht mit allzu vielen Sinnesreizen. Dann schaltet es irgendwann völlig überfordert ab. Wichtig ist die richtige Dosis und der Maßstab dafür sind die Bedürfnisse Ihres Kindes. Sprechen Sie Ihren Therapeuten darauf an und bitten Sie um Tipps für zu Hause. Am besten bieten Sie Ihrem Kind eine möglichst breite Palette an sinnlichen Erfahrungen an. Es wird sich davon sicher das heraussuchen, was es gerade für seine Weiterentwicklung braucht. Und eine Extraportion Sinnesnahrung kann in unserer entsinnlichten Welt ohnehin nie schaden.

Sinnlichkeit im Alltag

Wir sitzen jeden Tag von morgens bis abends – im Auto, am Schreibtisch, vor dem Fernseher und im Urlaub im Liegestuhl. Schon kleine Kinder hocken täglich – wie die Gesellschaft für Fernsehforschung ermittelt hat – bis zu 97 Minuten vor dem Bildschirm. Die ganze Welt aus der Retorte. Schwerstarbeit für Augen und Ohren. Unser Seh- und unser Hörsinn müssen eine ständig wachsende Flut an Bildern und Geräuschen verkraften, werden fortwährend mit Reizen überfüttert, während andere Sinne quasi danach „hungern". Vor allem unsere Basissinne, der Spür-, der Eigen- und der Gleichgewichtssinn, werden in unserer sitzenden Mediengesellschaft zu wenig gefordert – und das gilt sogar schon für die Kleinsten.

Doch wer nur die Tasten der Fernbedienung drückt, statt im Sand zu spielen, bekommt kaum ein Gefühl für die wirkliche Welt. Und wer fernab von der Natur in oft engen und kinderfeindlichen Wohnungen lebt, kann selten über Baumstämme balancieren, springen und sich so lange um sich selbst drehen, bis es im Bauch kitzelt und die Füße scheinbar den Kontakt zum Boden verlieren.

Heißhunger auf Reize

Kein Wunder, dass viele Kinder unter diesem Bewegungsmangel leiden und daher nicht selten gesundheitliche Schäden und Probleme in ihrer Entwicklung davontragen. ADS-Kinder sind davon besonders betroffen. Sie haben einen wahren Heißhunger auf Bewegung, sind immer auf der Suche nach neuen Reizen für ihre Basissinne. Und je weniger sie ihre motorischen Bedürfnisse ausleben können, desto heftiger entlädt sich ihre angestaute Erregung in Zappeligkeit und Unruhe – Verhaltensweisen, mit denen ADS-Kinder in unserer bewegungsarmen Gesellschaft dann erst recht auffallen und anecken.

Hier können Sie als Eltern helfen. Versuchen Sie, den Reizhunger Ihres ADS-Kindes zu stillen. Bieten Sie ihm ausgewogene Nahrung für alle seine Sinne an, vor allem natürlich für die Basissinne. Das steigert die Aktivität im Gehirn, verbessert so die Aufmerksamkeit und macht ruhiger. Doch ebenso wie ein kleines Stückchen Schokolade meist schon ausreicht, um das Verlangen nach Süßem zu stillen, sollten Sie auch beim Heißhunger auf Reize die Bewegungsportion gut dosieren.

○ Sorgen Sie dafür, dass Ihr Kind möglichst viel Bewegung und damit vor allem Reize für seinen Gleichgewichts- und Eigensinn bekommt. Aber auch der Spürsinn sollte nicht zu kurz kommen. Schaffen Sie Bewegungsmöglichkeiten zu Hause: Ein Trampolin und ein Hochbett mit Kletterstange, eine Schaukel im Türrahmen, Matratzen zum Hüpfen eröffnen sogar in einer Wohnung ganz neue Perspektiven. Wunderbar zum Spielen und Toben ist ein Garten. Wer keinen eigenen Garten hat, sollte mit seinem Kind so oft wie möglich in Grünanlagen, wo auch gespielt werden darf, auf Abenteuerspielplätze, in den Wald und auf Wiesen gehen. Freie Natur und hautnahes Erleben fördern Ihr Kind immer besser als zubetonierte Lebensräume und Erfahrungen aus zweiter Hand über Fernsehen und Musikkassetten.

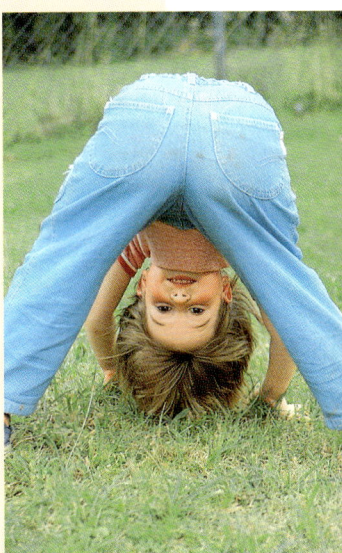

○ Setzen Sie sich selbst auch in Bewegung. Sie sind Vorbild für Ihre Kinder. Wer sogar zum Brötchenholen beim Bäcker um die Ecke das Auto aus der Garage holt, muss sich nicht wundern, wenn sein Sprössling ebenfalls nicht gern läuft oder Rad fährt. Werden Sie gemeinsam mobiler. Das wird auch Ihnen gut tun.

○ Aber: Sich zu bewegen sollte nicht nur austoben bedeuten. Sich einfach nur komplett zu verausgaben, bringt ADS-Kindern gar nichts. Im Gegenteil: Sie sind total erschöpft und überdreht, können die aufgenommenen Sinnesreize nicht mehr verkraften und reagieren mit unruhigem und oft sogar aggressivem Verhalten. Überfüttern Sie Ihr Kind also nicht mit Reizen. Sorgen Sie als Eltern immer wieder zwischendurch für Pausen. So kann das Gehirn die sensomotorischen Sinneseindrücke auch tatsächlich verarbeiten.

○ Nehmen Sie sich regelmäßig, am besten jeden Tag, etwas Zeit, um sich mit Ihrem Kind zu beschäftigen und seine Basissinne zu fördern. Anregungen dafür finden Sie in den folgenden Abschnitten. Diese „Wohlfühl-Zeit" sollte Ihnen ganz allein gehören. So können Sie ganz auf die Wünsche und Bedürfnisse Ihres Kindes eingehen und diese Gemeinsamkeiten wirklich zusammen genießen. Achten Sie jedoch darauf, dass Geschwister sich dadurch nicht zurückgesetzt fühlen. Widmen Sie auch ihnen entsprechend Zeit – auch wenn sie keiner besonderen Förderung bedürfen.

○ Versuchen Sie nicht, mit Ihrem Kind ein regelrechtes „Sinnes-Trainingsprogramm" durchzuziehen. Darum geht es nicht. Wenn Ihr kleiner Zappelphilipp etwas partout nicht machen möchte, zwingen Sie ihn nicht. Bieten Sie ihm dieses Spiel bei anderer Gelegenheit erneut an. Vielleicht hat er dann Lust dazu. Wichtig ist, dass Sie mit spielerischer Leichtigkeit an die Sache herangehen. Nur so haben Sie und Ihr Kind Spaß miteinander. Und nur so können Sie die Portion mehr Sinnlichkeit in Ihrem Alltag auch genießen.

Mit Fingerspitzengefühl: Training für den Spürsinn

Nicht nur Indianer kennen keinen Schmerz – viele ADS-Kinder ebenfalls nicht. Sie sind hart im Nehmen. Doch wenn ihnen jemand zart über den Arm streichelt, zucken sie zurück. Diese Kinder empfinden Berührungen wie unangenehmes Kitzeln und Wassertropfen wie Nadelstiche auf der Haut. Sie mögen weder Seife noch Knete mit den Fingern anfassen, meist keine Wollpullover tragen und aus ihrer Kleidung müssen alle Etiketten entfernt werden. „Taktil abwehrend" nennen Experten das. Ihr Spürsinn ist so hypersensibel, dass sie sich kaum anfassen lassen und bei zu engem Körperkontakt sofort unruhig und nervös werden. Doch dadurch gehen ihnen wichtige Sinneserfahrungen verloren, fehlen ihnen viele Spürreize, die sie dringend für ihre Entwicklung brauchen.

Die Welt begreifen

Die Haut ist unser größtes Sinnesorgan und eng mit dem zentralen Nervensystem verbunden. Die Empfänger für Spür- und Tastreize, die „Rezeptoren", sind am ganzen Körper verteilt. Die meisten sitzen in den Handinnenflächen, an den Fingerspitzen und unter den Fußsohlen. Andere Körperregionen sind weniger sensibel. Dort nehmen wir Berührungsreize auf der Haut, zum Beispiel durch die Kleidung hindurch, nur mehr oder weniger unbewusst wahr.

Sehr empfänglich für Spürreize sind auch die Lippen, der Gaumen und die Zunge – ganz klar, dass Kleinkinder alles erst einmal in den Mund stecken, um es kennen zu lernen.

Von Geburt an fassen wir instinktiv alles um uns herum an, betasten alles, womit wir es zu tun haben. Wir greifen nach etwas, um die Welt um uns herum zu begreifen. Wir fühlen etwas und verbinden Gefühle damit, Emotionen, die unser Denken und Handeln bestimmen. Wer ein Kornfeld nur aus dem Fernsehen kennt und nie eine Ähre durch seine Fingern hat gleiten lassen, hat in seinem Gehirn nicht mehr als eine vage Vorstellung davon. Nur was wir hautnah erlebt, am eigenen Leib gespürt haben, können wir wirklich erfassen und letztendlich in Worte umsetzen. So ist der Spürsinn nicht nur für unser Körper- und Fingerspitzengefühl, unsere Feinmotorik, von großer Bedeutung, sondern auch für den Spracherwerb. Und sogar unser Gehirn braucht Berührungen, um sich entwickeln zu können. So haben Kinder, die oft gestreichelt werden, ein 30 Prozent größeres Gehirn und können leichter Verknüpfungen zwischen den Nervenzellen herstellen.

Schenken Sie deshalb gerade Ihrem ADS-Kind möglichst viele hautnahe sinnliche Erfahrungen für seinen Spürsinn. Ist dieser Basissinn hypersensibel, wird er so mit der Zeit lernen, besser mit Hautreizen umzugehen. Ist er eher gefühllos, kann ihn diese Stimulation empfindsamer machen. In jedem Fall wird Ihr Kind sich wohler in seiner eigenen Haut fühlen und die Welt um sich herum besser begreifen.

Schmierspaß

Spürreize pur bekommen Kinder zum Beispiel beim Matschen und Schmieren. Ob mit Wasser im Sand – notfalls in einer Plastikwanne auf dem Balkon –, mit Fingerfarben oder Tapetenkleister – motivieren Sie Ihr Kind zu solchen Vergnügungen, auch wenn es von sich aus erst einmal keine große Lust dazu hat. Eine ganz besondere Schmieraktion ist eine Cremeorgie. Breiten Sie ein großes Badetuch oder eine Isomatte aus oder stellen Sie ein leeres Planschbecken auf. In dieser Matschzone ist Herumschmieren erlaubt. Nun darf Ihr Kind sich ausziehen, mit beiden Händen tief in einen Cremetopf greifen und sich selbst ordentlich am ganzen Körper einschmieren. Es kann so richtig schön zwischen den Fingern damit manschen. Je dicker und schwerer die Creme, desto intensiver die Spürreize. Gerade hyperaktive Kinder mögen das oft lieber als sanftes Eincremen mit einer leichten Lotion, weil ihnen das gleichzeitig auch Reize für ihren Eigensinn, ihre Tiefensensibilität vermittelt. Probieren Sie aus, was Ihrem Kind persönlich am besten gefällt. Vielleicht wird zum Eingewöhnen sogar eher ein Körperöl akzeptiert. Mit der Zeit sollten Sie aber unbedingt auf Creme umsteigen. Und wer dabei eingecremt, so glitschig wie er ist, nicht auf der Gummimatte oder im Plastikbecken ausrutschen möchte, muss außerdem auch gut Gleichgewicht halten üben.

Cremerutsche

Eine tolle Sommer-Spaßaktion für draußen ist eine Cremerutsche. Legen Sie dazu eine lange, feste Plastikfolie aus – am besten in leicht abschüssigem Gelände. Aber auch auf einer geraden Strecke kommt Ihr Kind ordentlich in Fahrt, wenn Sie die Folie mit Bodylotion oder Körperöl rutschig machen. Flüssige Seife und ein Schuss Wasser eignen sich ebenfalls als Gleitmittel. Und wenn die Bahn erst einmal so richtig rutschig ist, wird sie ohnehin mit der Zeit immer schneller und Ihr Kind sicher immer mutiger Schwung nehmen. Überlassen Sie es ihm, wie es rutschen möchte. Noch lustiger ist die ganze Angelegenheit natürlich mit mehreren Kindern. Vielleicht eine Idee für die nächste Geburtstagsfeier ...

Blindekuh

Wenn die Augen geschlossen sind, werden viele ablenkende Reize ausgeschaltet. Andere Sinne wie der Spür-, der Gehör- und der Geruchssinn sind stärker gefordert. Das verbessert auch die akustische Aufmerksamkeit – etwas, was Ihrem ADS-Kind zugute kommt. Versuchen Sie Ihren Sprössling also dazu zu bewegen, seine Augen freiwillig zu schließen, oder binden Sie ihm ein Tuch über die Augen. Aber bitte nur, wenn Ihr Kind wirklich damit einverstanden ist. Es könnte sonst schnell in Panik geraten, wenn es keine optische Kontrolle mehr hat. „Blind" zu sein, ist für ein Kind mit einer gestörten Sinneswahrnehmung ein beängstigender Zustand. Es muss sich erst langsam daran gewöhnen. Klappt es, können Sie allerhand Tastübungen machen.

❍ Geben Sie Ihrem Kind zum Beispiel unterschiedliche Naturmaterialien in die Hand: Holz- und Rindenstücke, raue und glatte Steine, einen Naturschwamm, Moos, Zapfen, Nüsse,

Federn, eine Vanillestange, Blätter, Blumen, Kräuter. Ihr Kind kann sie betasten und daran schnuppern und so herausfinden, was es zwischen seinen Fingern hält.

❍ Legen Sie verschiedene Arten Papier parat: Karton, dünnes Schreib-, Pack-, raschelndes Seiden-, Zeitungs- und Toilettenpapier, eine Zeitschriftenseite, Cellophanfolie und knisternde Silberfolie. Ihr Kind versucht durch Anfassen und anhand der verschiedenen Geräusche beim Zerknittern alle Sorten herauszufinden.

❍ Füllen Sie Filmdosen mit Dingen, die beim Schütteln gut zu hören sind: Bohnen, Reis, kleine Nägel, Kieselsteinchen, Nudeln, Glasmurmeln. Nun soll Ihr Kind seine Ohren spitzen, um den Inhalt am Klang zu erkennen. Anschließend wird die Dose geöffnet und mit den Fingerspitzen der Inhalt noch einmal ertastet.

❍ Verteilen Sie mehrere Gegenstände vor Ihrem Kind auf dem Boden: seinen Lieblingsteddy, einen Bleistift, einen Apfel, eine Wollsocke. Diese Dinge soll Ihr Kind mit den Händen ausfindig machen, ertasten und sich merken. Hat es alles gefunden, sollte es Ihnen alle Teile aufzählen. Das trainiert außerdem dem Spürsinn auch die Konzentrationsfähigkeit.

❍ Bauen Sie etwas mit Holzklötzchen – ohne dass Ihr Kind es sieht. Dann legen sie ihm die gleichen Klötzchen daneben. Nun soll es versuchen, Ihr Bauwerk so abzutasten, dass es es nachbauen kann. Wenn Sie dieses Spiel öfter ausprobiert haben, können Sie die Arbeitsbedingungen erschweren: Konstruieren Sie eine Form, die Ihr Kind ganz in Ruhe abtasten darf, so lange wie es möchte. Während des Nachbauens darf dann allerdings nicht mehr getastet werden. Das erhöht die Konzentration. Aber machen Sie es am Anfang nicht allzu schwierig. Sonst ist Ihr kleiner Mitspieler schnell frustriert. Und lassen Sie ihn auch immer wieder Bauwerke errichten, die Sie selbst mit verbundenen Augen nachbauen müssen. So macht das Spiel mehr Spaß.

Säckeweise Spürreize

Gut versteckt, und deshalb auch mit offenen Augen nicht zu erkennen, sind Dinge in Tastsäckchen. Dafür nähen Sie am besten selbst Stoffbeutel in verschiedenen Größen, die Sie mit unterschiedlichen Materialien füllen: mit getrockneten Bohnen, Sand, Reis, Styroporkügelchen, Watte, Getreidekörnern, Murmeln, Nudeln. Einen besonders intensiven Reiz auch für die Tiefensensibilität bieten Kastanien. Nähen Sie dafür einen größeren Beutel. Dann kann Ihr Kind gut darauf sitzen und sich so selbst besser spüren. Zum Schluss werden alle Säcke zugenäht und eventuell mit einer zweiten, zum Waschen abziehbaren Stoffhülle versehen. Eine zusätzliche Variante sind gefüllte und zugeknotete Luftballons. Die verschiedenen Materialien fühlen sich darin ganz anders an als in Stoffbeuteln. Dann können Sie mit Tastspielen beginnen.

❍ Lassen Sie Ihr Kind die Säcke betasten und raten, was in ihnen steckt. Danach kann es sie zum Beispiel nach essbarem und nichtessbarem Inhalt sortieren. Haben Sie mehrere Säcke und Luftballons mit gleichem Inhalt, werden diese jeweils auf einen Haufen gelegt.

❍ Werfen Sie sich gegenseitig die Beutel zu. Das Werfen und Fangen ist gar nicht so einfach, weil alle Säckchen unterschiedlich schwer und griffig sind. Ein großer Beutel, etwa mit Wattefüllung, kann viel leichter sein als ein kleiner Sandsack. Sie können die Säckchen auch in einen Korb oder wiederum in mehrere Körbe in unterschiedlichen Entfernungen werfen. Das trainiert gleichzeitig auch den Eigensinn. Ganz schwierig wird es, wenn Ihr Kind mit einem Beutel läuft und nur zum Werfen kurz abstoppt.

❍ Bepacken Sie Ihr Kind mit den Säcken. Spürt es genau, wo etwas liegt? Sie können es ganz mit Beuteln bedecken oder nur einzelne Beutel jeweils auf verschiedene Körperteile legen, beispielsweise mal einen leichten Sack mit Holzwolle auf den Bauch, dann wieder einen schweren mit Bohnen auf ein Bein. Wenn Sie mehrere Beutel verteilen, kann Ihr Kind herausspüren: Welcher ist am schwersten? Welcher am leichtesten? Fühlt sich ein Sack auf dem Bauch leichter an als auf den Füßen? Auch hier wird die Tiefensensibilität mit gefördert.

Mit den Füßen „sehen"

Barfuß laufen ist ein wunderbares Training für den Spürsinn. Über Stock und Stein, durch Gras, Sand, Kies und Matsch, mal kalt, mal warm, mal nass, mal trocken – überall empfangen unsere sensiblen Fußsohlen intensive Reize. Noch bewusster nehmen Kinder solche sinnlichen Eindrücke wahr, wenn sie mit geschlossenen Augen barfuß laufen, sie mit den Füßen „sehen" müssen. Bauen Sie Ihrem Kind einen „Sinnespfad": Legen Sie zum Beispiel Teppichfliesen mit unterschiedlicher Struktur (gibt's im Baumarkt), Kork- und Styroporplatten, Sisal- und Gummifußmatten, einen Plastikbeutel usw. hintereinander zu einem Weg. Dazwischen können Sie „Unebenheiten" einbauen: Kisten mit kleinen Kieselsteinen und trockenem Laub, große Plastikschüsseln mit Sand und Bohnen, ein dickes Kissen, Holzbretter, Kartons, ein dickes Seil. Auf diesem Pfad muss Ihr Kind sich langsam vorwärts tasten. Fragen Sie es dabei immer wieder, was es unter seinen Füßen fühlt und ob ihm das angenehm oder unangenehm ist. Und geben Sie bei Hindernissen notfalls Hilfestellung.

Die Feinfühligkeit koordinieren

Wer feinmotorisch fit sein will, muss koordinieren können zwischen dem, was er sieht, und dem, was er fühlt. Nur so kann auch der Eigensinn die Kraft aller an der Bewegung beteiligten Muskeln exakt dosieren. Etwas Übung kann gerade ADS-Kindern dabei nicht schaden.

❍ Besorgen Sie im Baumarkt einen etwa zwei Meter langen, durchsichtigen Belüftungsschlauch, den Ihr Kind mit getrockneten Bohnen, kleinen Murmeln oder Perlen füllen kann. Auch Flaschen oder Luftballons können so mit viel Fingerspitzengefühl gefüllt werden.

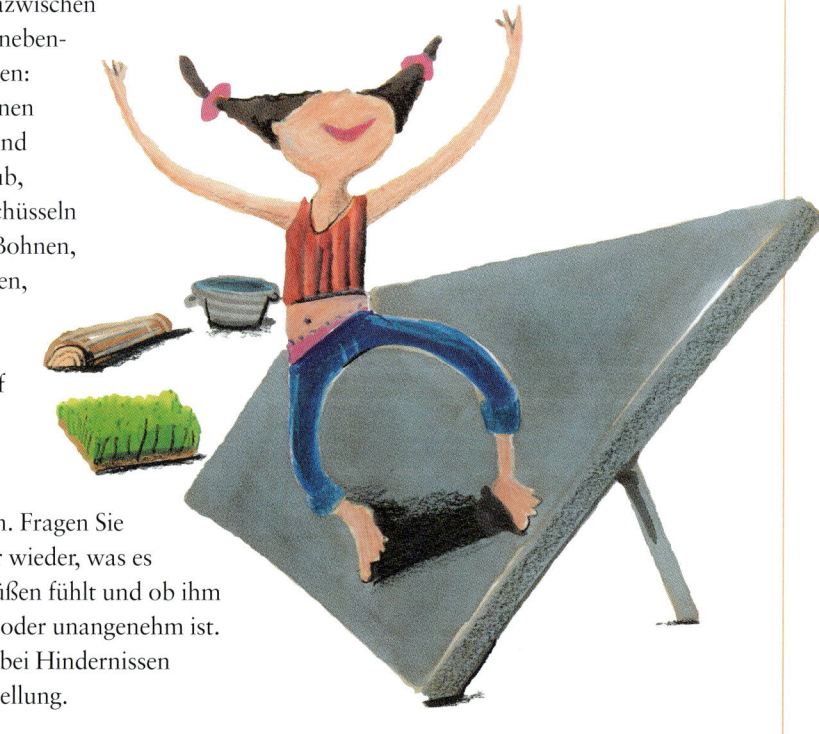

○ Viel Fingerspitzengefühl und Feinfühligkeit braucht Ihr Kind ebenfalls beim Mikado-Spiel. Versuchen Sie es zunächst mit großen Stäben (gibt es im Spiel-waren-Fachhandel). Wenn das klappt, können Sie auf die traditionellen kleinen Mikado-stäbchen umsteigen.

○ Lassen Sie Ihr Kind immer mal wieder seine Hände wechseln. Vor allem wenn es etwas anfasst und betastet, sollten möglichst beide Hände daran beteiligt sein und so wichtige Spürreize aufnehmen. Rechtshänder sollten öfter – auch wenn das ungewohnt ist und nicht so gut klappt – etwas mit links, Linkshänder mit rechts tun: mit einem Stift malen, ein Glas halten, einen Ball werfen, Sand schaufeln, Perlen auffädeln. Auf diese Weise werden beide Gehirnhälften aktiviert.

Massagen

Machen Sie es sich zusammen gemütlich, stellen Sie vielleicht leise sanfte Musik an, lassen Sie Ihr Kind sich auf ein Lammfell oder seine Kuscheldecke legen und gönnen Sie ihm eine ausgiebige Massage. Gehen Sie dabei besonders behutsam und einfühlsam vor und probieren Sie vorsichtig aus, was Ihrem Sprössling gefällt. ADS-Kinder, deren Spürsinn hypersensibel ist, werden mit Sicherheit anfangs keine zarten Streichel-einheiten mögen. Leichte Berührungen mit Seidentüchern oder Federn lassen sie garantiert zusammenzucken und unruhig aufspringen. Hier müssen Sie schon etwas fester zupacken. So wird neben dem Spürsinn auch der Eigensinn gefördert. Doch akzeptieren Sie sofort, wenn Ihr Kind irgendetwas nicht mag. Es nimmt viele Dinge wahrscheinlich ganz anders wahr als Sie. Daran sollten Sie immer denken. Probieren Sie einfach etwas anderes.

○ Streichen Sie mit einer Bürste, die ruhig recht hart sein kann, einem Sisalhandschuh oder einer Massage-noppenbürste über den Körper Ihres Kindes, langsam von oben nach unten. Variieren Sie dabei den Druck und fragen Sie nach, was Ihrem Sprössling besser gefällt. Ist ihm die Bürste zu hart, versuchen Sie es mit einer weicheren.

○ Je nach Bedarf mal härter, mal sanfter können Sie auch bei einer Klopfmassage vorgehen. Klopfen Sie Rücken, Arme und Beine Ihres Kindes mit Ihren flachen Händen oder mit den Fäusten ab und fragen Sie Ihr Kind, wie fest es sein darf. Zum Schluss streichen Sie von oben nach unten dreimal aus.

○ Auch Massagen mit einem Igel- oder Noppenball mögen hyperaktive Kinder meist gern. Fangen Sie wieder beim Rücken an, dann Arme, Hände, Beine und Füße massieren. Vielleicht mag Ihr Kind sogar eine Gesichtsmassage mit dem Ball. Verändern Sie auch hierbei den Druck und testen Sie aus, was bei Ihrem Kind am besten ankommt.

Gut dosiert: Training für den Eigensinn

Auf die richtige Dosis kommt es an – nicht nur bei Medikamenten, auch bei Bewegungen. Denn wer seine Muskeln nicht richtig dosiert einsetzen kann, schießt schnell übers Ziel hinaus. Und das kann unangenehme Folgen haben. ADS-Kinder können ein Lied davon singen! Ihnen fehlt meist das richtige Maß, die Bremse im Kopf. Sie haben oft einfach von allem zu viel: zu viel Unruhe, zu viel Geschwindigkeit, zu viel Kraft, zu viel Impulsivität und zu viel Aggressivität. Bewegungskontrolle und Selbstbeherrschung sind Fremdworte für sie. Kein Wunder, denn ihr Eigensinn ist nur unzureichend entwickelt. Und wer sich selbst nicht richtig spürt und kein Gefühl für seinen Körper hat, verhält sich oft unangemessen – beim Werfen eines Balles ebenso wie bei Frust auf dem Spielplatz.

Reize aus der Tiefe

Verantwortlich für das richtige Maß ist unser Eigensinn. Er ermöglicht es uns, Bewegungen tief in den Muskeln, Sehnen und Gelenken unseres Körpers zu spüren, aber auch die Schwerkraft wahrzunehmen, der wir ausgesetzt sind. So ist dieser Basissinn der Schlüssel, den wir brauchen, um uns in unserem Körper wirklich zu Hause zu fühlen. Und nur wenn unser Gehirn dank des Eigensinns eine exakte Landkarte unseres eigenen Körpers abgespeichert hat, wenn es jederzeit weiß, wie angespannt unsere einzelnen Muskeln sind, wie unsere Lage im Raum ist und ob unser rechter Arm gerade angehoben ist

oder nicht, kann es Bewegungsabläufe genau planen und den dafür notwendigen Kraft- und Muskeleinsatz exakt dosieren. ADS-Kinder, die Probleme damit haben, müssen also ihre Tiefensensibilität verbessern. Oft tun sie dies bereits instinktiv selbst dadurch, dass sie sich auf den Boden werfen, andere Kinder anrempeln oder mit den Füßen aufstampfen. So versuchen sie auch hier wieder, ihren Reizhunger zu stillen und auf ihre Weise das nachzuholen, was ihnen in ihrer Entwicklung fehlt. Sie als Eltern können Ihrem Kind dabei helfen, dies gezielt und ohne Schaden für sich selbst und andere zu tun. Wichtig dafür ist vor allem jede Art von Bewegung, denn nur so bekommt das Gehirn die notwendigen Reizinformationen aus der Tiefe des Körpers. Hüpfen und springen, werfen und jonglieren sorgen für gute Tiefenreize und sind mit der Zeit eine gute Übung für gezielteren Krafteinsatz. Eine wunderbare Beschäftigung, um den eigenen Körper besser zu spüren, ist auch kneten. Auf viele hyperaktive Kinder hat das Modellieren mit Knete oder Ton deshalb eine ausgesprochen meditative Wirkung. Erst wenn Ihr Kind seine Eigenwahrnehmung verbessert, gelingt es seinem Gehirn, auch mal auf die Bremse zu treten. Und nur so kann es ruhiger und ausgeglichener werden – körperlich wie psychisch. Denn, so der Begründer der Psychomotorik, Professor Dr. Ernst Jonny Kiphard: „Bewegungsbeherrschung ist der erste Schritt zur Selbstbeherrschung".

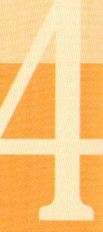

Auf die Bremse treten lernen

Nicht nur loszutoben, sondern auch beizeiten auf die Bremse zu treten, ist etwas, was ADS-Kinder unbedingt lernen müssen. Das ist die einzige Chance für sie, über kurz oder lang ihr impulsives Verhalten in den Griff zu bekommen. Üben Sie deshalb spielerisch immer wieder das Abbremsen mit Ihrem Kind. Dadurch werden im Gehirn hemmende und bremsende Prozesse in Gang gesetzt.

❍ Lassen Sie Ihr Kind Trampolin springen. Auf Ihr „Stopp"-Signal hin soll es möglichst sofort breitbeinig stillstehen bleiben, ohne dabei umzufallen. Danach darf es weiterspringen.

❍ Nehmen Sie ein Springseil und legen Sie es immer wieder vor Ihrem herumlaufenden Kind auf die Erde. Über diese Grenze darf das Kind nicht hinüber und muss deshalb direkt davor abstoppen. Hat Ihr Sprössling das geschafft, darf er weiterlaufen und Sie legen ihm das Seil erneut vor die Füße.

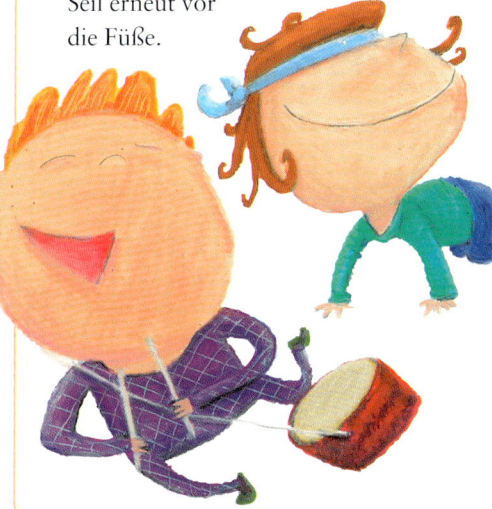

Statt ein Springseil zu benutzen, können Sie sich auch einfach Ihrem Kind mit ausgebreiteten Armen in den Weg stellen und „Stopp" rufen.

❍ Ein beliebtes Spiel bei Kindern ist „Feuer, Wasser, Blitz". Sie brauchen dafür einen Musikrecorder und genaue Regeln, was bei welchem Stichwort zu tun ist: zum Beispiel bei „Feuer" auf dem Bauch auf den Boden legen, bei „Wasser" möglichst stillstehen, bei „Blitz" hinsetzen und Kopf einziehen, bei „Donner" Ohren zuhalten. Dann stellen Sie die Musik an und Ihr Kind läuft los. Sowie Sie die Musik stoppen und eines der Stichworte rufen, muss der Läufer stoppen und die verabredete Position einnehmen. Dieses Spiel können Sie natürlich nach Belieben variieren. Ihrer Phantasie sind keine Grenzen gesetzt.

Rhythmusmaschine

Lassen Sie Ihr Kind auf allen vieren durch den Raum krabbeln. Sie schlagen dazu auf einer kleinen Trommel oder mit zwei Klangstäben den Takt. Geben Sie einen langsamen Rhythmus vor, muss das Kind sich langsam vorwärts bewegen, eine Hand nach der anderen im Takt. Werden Sie schneller, muss auch schneller gekrabbelt werden. Setzt der Rhythmus aus, heißt das „Stopp". Nach etwas Übung kann das Kind sogar mit verbundenen Augen hinter der Geräuschquelle herkrabbeln. Das schult zusätzlich die akustische Aufmerksamkeit.

Roboter

Die Zukunft hat bereits begonnen. Lassen Sie Ihr Kind mal Roboter spielen. Maschinenmenschen bewegen sich abgehackt, steif und eckig und sie haben einen Aus- und Einschaltknopf. Wenn Sie diesen Knopf drücken, muss der Roboter sich auf Ihr Kommando hin in Gang setzen, mal schneller, mal langsamer, und so bewegen, wie Sie es angeben: zum Beispiel „vorwärts, halbe Drehung nach links, rechten Arm heben, Kopf nach rechts drehen ..." Er darf dabei, wenn er Lust dazu hat, sogar mit einer metallisch klingenden Stimme antworten. Wenn Sie den „Knopf" wieder ausschalten, muss er jedoch auf der Stelle stillstehen und in genau der Bewegung verharren, die er gerade gemacht hat.

Slalomlauf

Bauen Sie einen kurven-reichen Parcours mit Gegenständen (Kegel, Klötze, Dosen) auf, um die Ihr Kind herumlaufen muss. Sie können auch mit Seilen oder einer Wäscheleine eine kurvige Strecke legen. Wichtig ist, dass Ihr Kind immer wieder beim Laufen die Richtung ändern muss, ohne anzuecken. Anfangs können Sie die Kurven großzügig gestalten. Mit der Zeit sollte der Riesenslalom jedoch immer enger auf kleinerem Raum gesteckt werden. Ist Ihr Kind bereits etwas slalomgeübt, kann es die Strecke rückwärts ablaufen.

Wildschweinjagd

Lassen Sie Ihr Kind einen „kleinen Ritter" spielen. Wer ein Stockpferd zu Hause hat, kann „aufsitzen". Wer keines hat, sattelt einfach ein Phantasiepferd. Sitzt der kleine Ritter hoch zu Ross, trabt er los in den Wald. Plötzlich ist ein Wildschwein in Sicht. Der Ritter gibt seinem Pferd die Sporen, galoppiert los. Doch das Wildschwein ist zwischen den Bäumen verschwunden. Oje! Da ist ein breiter Wassergraben vor ihm. Der kleine Ritter muss die Zügel anziehen und sein Pferd abrupt zum Stehen bringen. Vorsichtig muss er die Böschung hinuntersteigen und langsam das Wasser durchwaten. Er trabt weiter. Da ist wieder ein Wildschwein. Los geht's noch einmal im Galopp. Doch auch dieses Mal verliert der kleine Ritter das Wildschwein aus den Augen. Er wird müde und macht sich auf seinen langen Heimweg. Gemächlich trabt er zurück Richtung Burg. Im Burghof angekommen stoppt er sein Pferd, steigt ab und schleppt sich langsam in seiner schweren Rüstung in seine Kammer im Burgturm. Endlich kann er sich schlafen legen.

Ausgewogene Spannung

Ohne Spannung geht nichts. Wer seine Muskeln nicht entsprechend anspannen kann, ist zu schlaff, um sich richtig bewegen zu können. Andererseits führt eine zu hohe Grundspannung in den Muskeln, ein zu hoher „Muskeltonus", zu Verkrampfungen und dadurch ebenfalls zu Bewegungsschwierigkeiten, vor allem bei der Feinmotorik. Auf ein gesundes Mittelmaß kommt es also an – etwas, womit ADS-Kinder oft Probleme haben.

○ Stellen Sie sich vor Ihr Kind und sagen Sie ihm: „Stell dir vor, du bist Ton in meinen Händen. Du bist ganz weich und formbar. Und ich werde jetzt eine Figur aus dir modellieren." Dann fangen Sie an, die Arme und Hände, die Beine und Füße, den Kopf, die Schultern zu „formen" und so hinzudrehen, wie es Ihnen gefällt. Das Kind sollte dabei die Spannung gut halten, damit der zum Beispiel „frisch modellierte" Arm nicht abbricht. Ist die Skulptur fertig, können Sie sie wieder „zerstören" und den Ton ordentlich durchkneten, damit wieder etwas Neues daraus entstehen kann.

○ Ihr Kind kann auch die Holzpuppe Pinoccio spielen. Zuerst steht es ganz steif und starr da. Dann kommen Sie und bewegen langsam seine Gliedmaßen und seinen Kopf hin und her. Die jeweilige Position muss gehalten werden, bis Sie sie wieder verändern. Irgendwann können Sie die hölzerne Puppe zum Leben erwecken und sie darf hüpfen, laufen, mit den Armen schlenkern und die Beine ausschütteln. Nach kurzer Zeit klatschen Sie in die Hände und verwandeln das Kind wieder in eine Holzpuppe zurück, die unbeweglich dasteht oder auf einem Stuhl sitzt. Sie können dieses Spiel auch gut mit mehreren Kindern reihum spielen. Die Zuschauer sollten dann, während Pinoccio bewegt wird, die Augen kurz schließen und müssen anschließend herausfinden, was an der Holzpuppe verändert worden ist. So wird die visuelle Aufmerksamkeit gefördert.

○ Yoga-Übungen, spielerisch angeboten, eignen sich auch schon für Kinder hervorragend dazu, das An- und Entspannen einzelner Muskeln und Körperpartien zu üben. Versuchen Sie es zum Beispiel mal mit der „Katze": Lassen Sie Ihr Kind in den Vierfüßlerstand gehen, Arme und Beine dabei leicht auseinander aufstellen. Jetzt zuerst tief einatmen, dann ausatmen und dabei den Kopf nach unten hängen lassen und den Rücken gut nach oben runden wie einen Katzenbuckel. Wieder einatmen, dabei den Kopf anheben und den Rücken durchdrücken. Wer mag, kann miauen wie eine kleine Katze. Anschließend von vorn beginnen. Nach einigen Malen kann die „Katze" abwechselnd Arme und Beine nach vorn und nach hinten strecken und so zum Schluss ihren ganzen Körper dehnen.

Luftige Bälle

Ein tolles Spielzeug sind Luftballons. Und aufgrund ihrer „Flugeigenschaften" bieten sie vielfältige Möglichkeiten, um den gezielten Umgang mit den eigenen Kräften zu üben. Geben Sie Ihrem Kind einen Federball- oder Softballschläger. Darauf soll es einen aufgepusteten Luftballon legen und zunächst einmal im Stehen, dann im Gehen damit herumbalancieren. Danach wird der Luftballon so oft wie möglich hintereinander in die Höhe geschlagen. Das hört sich viel leichter an, als es ist. Versuchen Sie es selbst. Hat Ihr Kind ein Gefühl für Ballon und Schläger entwickelt, können Sie ihm etwas schwierigere Aufgaben stellen:

❍ Es kann zum Beispiel den Luftballon so hoch schlagen, dass es hinter ihm herlaufen muss. Dann erneut in die Luft schlagen und weiterlaufen. Statt zu laufen, darf das Kind auch gern dabei hüpfen.

❍ Lassen Sie es den Luftballon abwechselnd mit dem Schläger und einem Körperteil, dem anderen Arm, einer Schulter, dem Kopf in die Luft befördern.

❍ Der Luftballon kann auf den Boden geprellt werden.

❍ Stellen Sie einen Wäschekorb parat. Nun soll Ihr Kind versuchen, den Luftballon so zu schlagen, dass er darin landet. Jeder Treffer gibt einen Punkt.

❍ Spielen Sie zu zweit und schlagen Sie sich einen Luftballon gegenseitig zu, eventuell sogar über eine Schnur oder ein Netz.

❍ Ihr Kind kann mit seinem Schläger so viel Wind machen, dass der Luftballon sich von allein bewegt, ohne getroffen zu werden.

Krafttraining

Seine Kräfte sollte Ihr Kind mit einem anderen, etwa gleich großen Kind messen. Ein Erwachsener wäre dabei kein geeigneter Partner. Lassen Sie die Kinder zum Beispiel Rücken an Rücken stehen und versuchen, sich gegenseitig wegzuschieben. Harmonieren beide bereits gut miteinander, können sie sich – ohne sich dabei festzuhalten – wiederum Rücken an Rücken hin- und herbewegen, sich langsam hinsetzen und wieder aufstehen. Oder beide Kinder stellen sich einander gegenüber, fassen sich an den Händen und bewegen sie wie beim Boxen abwechselnd hin und her.

Ball-Pantomime

Geben Sie Ihrem Kind einen Ball in die Hand und nehmen Sie selbst einen zweiten. Nun machen Sie Ihrem Sprössling, ohne ein Wort dabei zu sprechen, einfache Bewegungen mit dem Ball vor, die er genau beobachten und nachmachen soll: Prellen Sie zum Beispiel den Ball mal sanfter, mal kräftiger auf den Boden, werfen Sie ihn hoch und fangen Sie ihn wieder auf, werfen Sie ihn langsam von einer Hand in die andere, schieben Sie ihn mit dem Fuß vorwärts, ohne ihn zu schießen, ticken Sie ihn mit einem Finger auf die Erde ... Es fallen Ihnen bestimmt unzählige Variationen ein. Ziel ist, dass Ihr Kind seinen

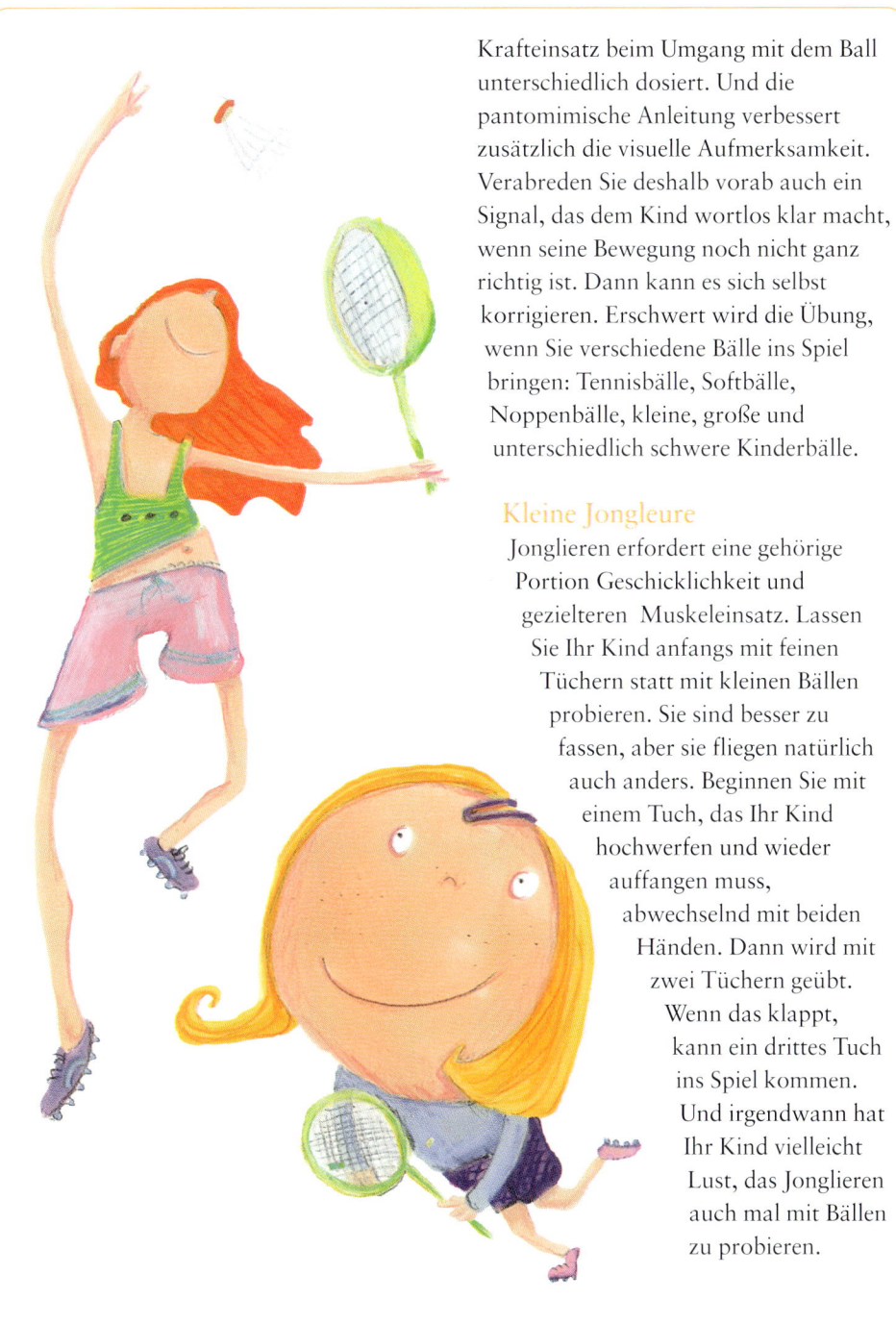

Krafteinsatz beim Umgang mit dem Ball unterschiedlich dosiert. Und die pantomimische Anleitung verbessert zusätzlich die visuelle Aufmerksamkeit. Verabreden Sie deshalb vorab auch ein Signal, das dem Kind wortlos klar macht, wenn seine Bewegung noch nicht ganz richtig ist. Dann kann es sich selbst korrigieren. Erschwert wird die Übung, wenn Sie verschiedene Bälle ins Spiel bringen: Tennisbälle, Softbälle, Noppenbälle, kleine, große und unterschiedlich schwere Kinderbälle.

Kleine Jongleure

Jonglieren erfordert eine gehörige Portion Geschicklichkeit und gezielteren Muskeleinsatz. Lassen Sie Ihr Kind anfangs mit feinen Tüchern statt mit kleinen Bällen probieren. Sie sind besser zu fassen, aber sie fliegen natürlich auch anders. Beginnen Sie mit einem Tuch, das Ihr Kind hochwerfen und wieder auffangen muss, abwechselnd mit beiden Händen. Dann wird mit zwei Tüchern geübt. Wenn das klappt, kann ein drittes Tuch ins Spiel kommen. Und irgendwann hat Ihr Kind vielleicht Lust, das Jonglieren auch mal mit Bällen zu probieren.

Balance halten: Training für den Gleichgewichtssinn

Die eigene Mitte zu finden – davon träumen wir wohl alle. Doch nur wenn Körper, Geist und Seele im Gleichgewicht sind, haben wir eine Chance, dieses Ziel zu erreichen. Ein Ziel, dem ADS-Kinder tagtäglich buchstäblich „hinterherhetzen". Denn ihr ständiges Hin- und Herzappeln, ihre Unruhe, ihre pausenlosen Aktivitäten sind nichts weiter als die ununterbrochene instinktive Suche nach ihrem nicht vorhandenen Gleichgewicht. Das Leben von ADS-Kindern ist einfach nicht im Lot – körperlich ebenso wenig wie emotional. Und nur durch ständige Stimulation mit Bewegungs- und vor allem Gleichgewichtsreizen gelingt es ihnen, ihr Gehirn so anzuregen, dass es wach und halbwegs bei der Sache bleibt. Doch vermutlich jagen diese Kinder noch hinter etwas anderem her: dem ultimativen Kick. Denn wenn die Bewegungen nur schnell genug, die Reize nur stark genug sind, dann spielt unser Gleichgewichtsorgan im Innenohr uns aufgrund seiner Trägheit einen Streich: Für winzige Augenblicke haben wir das Gefühl, tatsächlich zum Stillstand zu kommen, endlich in der Balance zu sein. Eine trügerische Empfindung, die unser Gehirn schnell durchschaut. Und dann bleibt immer wieder nur eines: erneutes Ausbalancieren. Ein Teufelskreis, den ADS-Kinder unbedingt durchbrechen müssen. Denn ihr Drang nach Geschwindigkeitsrausch ist keine Lösung. Allein eine gezielte Förderung ihres Gleichgewichtssinns kann ihnen helfen, irgendwann

wirklich zu Ausgeglichenheit und mehr innerer und äußerer Ruhe zu gelangen, ihre Balance zu finden, vielleicht sogar ihre eigene Mitte.

Das Leben ausloten

Unser Gleichgewichtssinn reagiert auf geringste Lageveränderungen unseres Körpers und der Schwerkraft – am stärksten natürlich auf Drehbewegungen. Sobald wir auch nur unseren Kopf leicht drehen, registriert der „Vestibularapparat" dies und das Gehirn checkt ab, ob es Maßnahmen ergreifen muss, um einer eventuellen Schieflage entgegenzusteuern. Die Tatsache, dass viele ADS-Kinder sich beim Hinfallen nicht mit den Händen abfangen, ist deshalb ein wichtiges Zeichen dafür, dass ihr Gleichgewichtssinn nicht sensibel genug ausgeprägt ist und so das Gehirn nur ungenügend mit wichtigen Informationen zu Lageveränderungen versorgt. Doch wir brauchen unseren Gleichgewichtssinn nicht nur im täglichen Kampf gegen die Schwerkraft. Er spielt eine viel größere Rolle in unserem Leben. So entsteht die Mehrzahl aller Gehirnströme durch Wahrnehmungen dieses Sinnessystems. Gleichgewichtsreize ordnen unser Gehirn ebenso, wie sie es zu Aktivitäten anregen. Und letztendlich hängen auch alle wichtigen Körperfunktionen wie Atmung, Verdauung, der Schlaf-Wach-Rhythmus und natürlich unser seelisches Wohlbefinden vom täglichen Balanceakt unseres Gleichgewichtssinns ab.

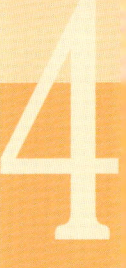

4

Über Kreuz

Ihr Kind stellt sich aufrecht hin. Nun hebt es das linke Bein und führt gleichzeitig die rechte Hand zum linken Knie. Dann das rechte Bein anheben und die linke Hand zum rechten Knie bringen. Diese Übung aus der angewandten Kinesiologie trainiert nicht nur das Gleichgewicht, sie aktiviert auch die Zusammenarbeit beider Gehirnhälften. Hat Ihr Kind zunächst Schwierigkeiten, üben Sie mit ihm in kleinen Schritten. Irgendwann wird es den richtigen Schwung raushaben.

Förderung mit Maß

Für ADS-Kinder ist dieser Basissinn von zentraler Bedeutung für ihr gesamtes Wohlbefinden und ihre weitere Entwicklung. Sie als Eltern sollten sich deshalb bemühen, Ihrem Kind in diesem Bereich so viel Förderung wie möglich angedeihen zu lassen. Schaukeln, drehen und balancieren, rutschen und kullern sollten am besten täglich auf dem Programm stehen. Ihrem Sprössling wird das mit Sicherheit viel Spaß machen. Aber stoppen Sie Ihr Kind, wenn es zu wild wird. Und erzwingen Sie nichts. Es gibt auch ADS-Kinder, deren Gleichgewichtssinn überempfindlich ist und die bei den kleinsten Bewegungen das Gefühl haben, seekrank zu werden. Diese Kinder müssen sich vorsichtig vorwagen. Lassen Sie also Ihr Kind weitgehend selbst bestimmen, wie weit es gehen möchte. So bekommt sein Gleichgewichtssinn genau

das, was er für seine weitere Entwicklung braucht. Und irgendwann muss Ihr Kind sich nicht mehr selbst durch ständiges Herumzappeln einen Kick verschaffen.

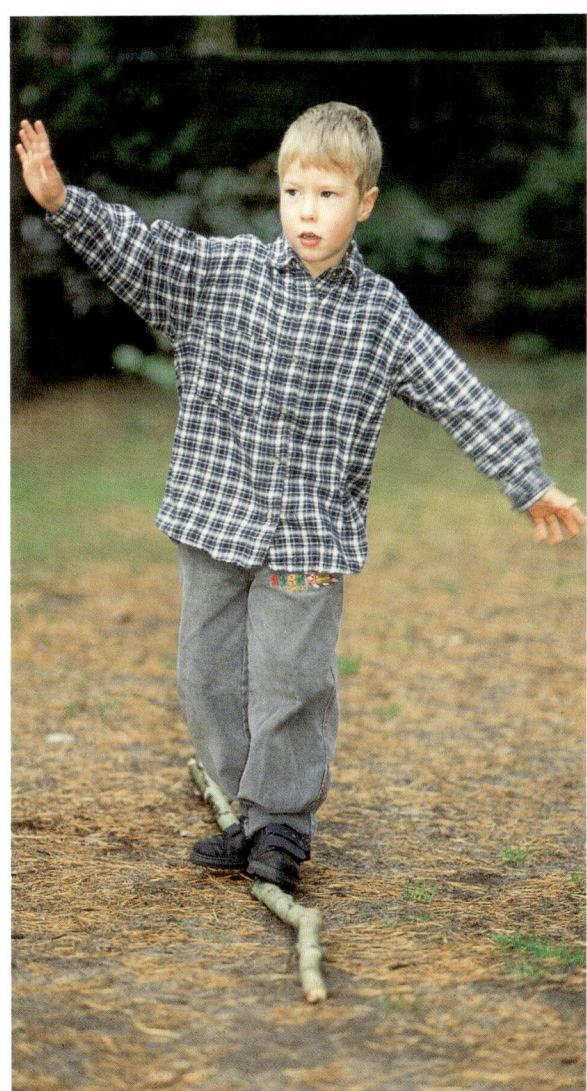

Rollende Bretter

Nehmen Sie ein etwas dickeres Brett in einer Größe von ca. 80 x 50 Zentimetern und schrauben Sie vier stabile Rollen darunter. Schon hat Ihr Kind ein tolles Gefährt. Auf diesem Rollbrett kann es sitzen, knien und sogar bäuchlings liegen. Es stößt sich mit den Händen ab – und schon geht's vorwärts, rückwärts oder rundherum. Hier weitere Anregungen – Ihnen und Ihrem Kind fallen bestimmt noch mehr spaßige Sachen ein.

○ Stellen Sie einen Karton, eine Holz- oder Plastikkiste auf das Rollbrett. Einsteigen und los geht's. Egal, ob dieses Fahrzeug ein „Auto", ein „Boot" oder eine „Rakete" sein soll, Ihr Kind wird sicher viel Spaß damit haben und immer neue Spielmöglichkeiten damit entdecken. Zwei Kinder können sich darin auch gegenseitig wunderbar durch die Gegend schieben und so abwechselnd ihren Eigensinn fördern.

○ Spannen Sie eine Leine in der Höhe, dass Ihr Kind sie mit seinen Händen gerade noch gut erreicht, wenn es auf seinem Rollbrett sitzt oder kniet. Nun kann Ihr Sprössling Ziehfähre spielen und sich vorwärts und rückwärts an der Leine über einen „reißenden Fluss" hangeln. So wird neben dem Gleichgewichtssinn auch der Eigensinn gefördert.

○ Legen Sie Tastsäckchen in einen Korb oder einen Beutel, den Ihr Kind gut zwischen seinen Beinen auf dem Rollbrett verstauen kann. Dann geht der „Lieferwagen" auf Tour. Am besten verteilen Sie drei größere Körbe oder Kartons, in die hinein die Säcke geworfen werden sollen. Ist alles „ausgeliefert", muss der Lastwagen neue Ladung aufnehmen. Dazu sammelt Ihr Kind die gefüllten Beutel wieder ein und transportiert sie alle zusammen an den Ausgangspunkt zurück.

○ Mit dem Rollbrett zu fahren und dabei Ball zu spielen oder einen Luftballon in die Höhe zu schlagen, ist schon fast ein kleines Kunststück. Aber lustig ist das Üben bestimmt. Ihr Kind kann auch versuchen, einen Ball neben dem Rollbrett auf die Erde zu prellen und sich mit der anderen Hand dabei abzustoßen.

Karussell

Sich im Kreis zu drehen, ist für viele Kinder schwer zu verkraften. Doch gerade der Kitzel im Bauch übt auf Kinder eine enorme Anziehungskraft aus. Suchen Sie Spielplätze mit Drehkarussells. Vielleicht besitzen Sie ja auch einen Drehstuhl oder einen Drehhocker, auf dem Sie Ihr Kind ab und zu Karussell fahren lassen können. Wer zu Hause einen glatten Fußboden und etwas Platz zur Verfügung hat, kann sein Kind auch eng in eine Decke wickeln, diese zubinden oder mit Klammern gut verschließen, sie dann an einer Seite packen und das Kind damit wie ein Paket im Kreis drehen. Wichtig danach: unbedingt eine längere Pause, damit das Gehirn Ihres Kindes diesen starken Reiz auch in Ruhe verarbeiten kann.

Balanceakte

Es muss ja nicht gleich das Drahtseil sein, aber balancieren ist eines der wichtigsten Bestandteile im Trainingsprogramm für den Gleichgewichtssinn. Früher haben Kinder dies ganz nebenbei gemacht. Heute fehlen leider oft die natürlichen Möglichkeiten dazu. Achten Sie als Eltern deshalb auf günstige Gelegenheiten: schmale Mauern, Beeteinfassungen, Balken, Baumstämme. Oder verschaffen Sie Ihrem Kind selbst Balanceakte. Wenige Hilfsmittel reichen dafür meist schon aus.

◯ Legen Sie ein Seil oder eine dünne Holzlatte auf den Boden. Vorteil: Beim Balancieren kann niemand tief stürzen. Sie können auch einfach mit Kreide einen Strich auf den Fußweg malen. Ihr Kind wird den „Abgrund" in seiner Phantasie trotzdem sehen. Je sicherer es wird, desto schneller kann es ihn überqueren.

◯ Schenken Sie Ihrem Kind einen großen Sitzball. Sich darauf gerade zu halten, erfordert ununterbrochenes Ausbalancieren. Wer Lust hat, kann mit dem Ball aber noch mehr Gleichgewichtsübungen machen: sich auf dem Bauch oder dem Rücken über den Ball legen und leicht hin- und herrollen, sich darauf knien, sich vom Ball herunterkullern lassen. Haben Sie zwei Bälle, können Sie oder ein anderes Kind sich mit Ihrem Sprössling jeweils Rücken an Rücken darauf setzen, die Arme einhaken und zusammen sanft hin- und herrollen und schaukeln. Eine tolle Alternative zum Pezziball sind aufblasbare Würfel, „Octositz" genannt (gibt's im Spielwarenfachhandel). Sie rollen sehr langsam und sind so wunderbar geeignet, um Körperbeherrschung und Gleichgewicht spielerisch zu fördern.

◯ Ein Brett ist immer gut für Balancierexperimente. Ist es nicht zu lang, legen oder schrauben Sie ein halbrundes Holzstück oder eine große Dose darunter – und fertig ist ein Wippbrett. Mit einem längeren Brett entsteht eine Wippe, bei der auf beiden Seiten ein Kind stehen kann. Hüpft ein Kind hoch und landet wieder auf dem Brett, wird sein Gegenüber in die Luft katapultiert. Ein langes Brett, gegen eine Kiste gelehnt, ergibt aber auch eine wunderbare schräge Ebene zum Rauf- und Runterbalancieren. Und wenn Sie es zum Beispiel über zwei Stühle oder andere höhere Teile legen, hat Ihr Kind etwas zum Darüberlaufen.

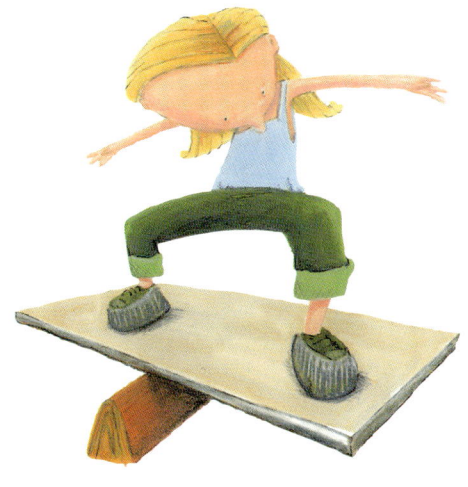

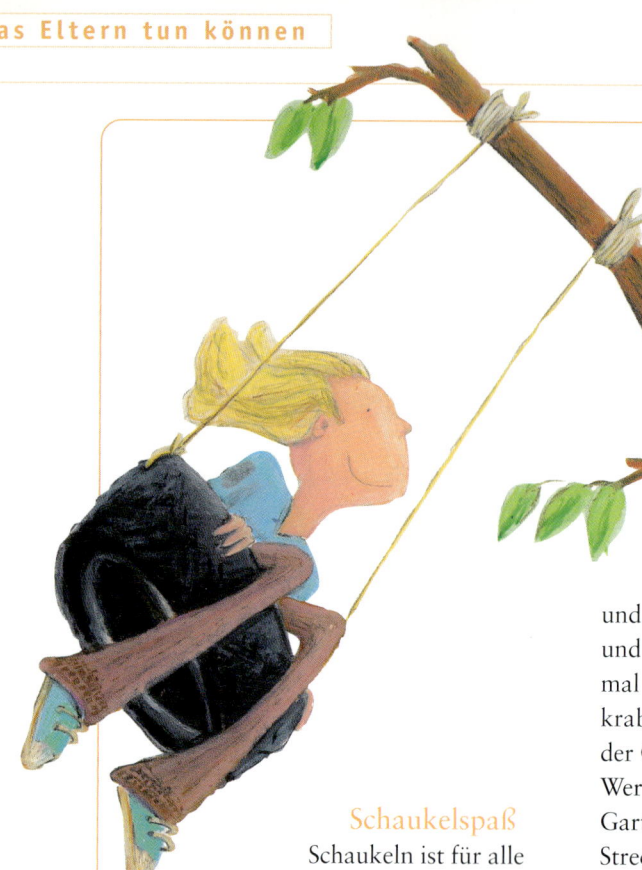

Hindernislauf

Bauen Sie gemeinsam mit Ihrem Kind einen Hindernisparcours: Kisten, ein Brett, Kartons, Matratzen, einen Kriechtunnel – alles, was Ihnen einfällt und geeignet erscheint, kann einbezogen werden. Wer ein Trampolin hat, kann dieses ebenfalls integrieren. Wichtig ist, dass es rauf und runter, drunter und drüber geht, so richtig über „Stock und Stein". Mal auf etwas hochklettern, mal hinunterspringen, mal durch etwas krabbeln, mal darüberlaufen. So wird der Gleichgewichtssinn richtig gefordert. Wer genügend Platz zum Beispiel im Garten oder auf einem Hof hat, kann die Strecke sehr großzügig anlegen. Dann kann Ihr Kind versuchen, sie nicht nur zu Fuß, sondern auch auf Rollschuhen, mit dem Roller oder per Rollbrett zu bewältigen. Und bei der nächsten Geburtstagsparty können Sie sogar einen Hindernis-Wettbewerb starten. Ihre kleinen Gäste werden sicher begeistert sein.

Baustelle

Ähnlich funktioniert das von Sportwissenschaftlern und Therapeuten entwickelte Konzept der „Bewegungsbaustelle". Zu Hause können Sie das natürlich nicht in so großem Maßstab realisieren, wie dies in Turnhallen und auf Sportplätzen möglich ist. Aber wenn Ihnen das Prinzip vertraut ist, können Sie es mit Sicherheit auf Ihre häuslichen

Schaukelspaß

Schaukeln ist für alle Kinder ein absolutes Muss. Sie knüpfen mit diesem Auf und Ab direkt an sinnliche Urerfahrungen ihres Gleichgewichtssinns im Mutterleib an und ihr Gehirn braucht diese Bewegungen, um sich zu ordnen und zur Ruhe zu kommen. Eine Hängematte sollte deshalb in keinem Haushalt mit einem ADS-Kind fehlen, eine Schaukel nach Möglichkeit ebenfalls nicht. Es gibt im Fachhandel sogar Geräte, die in der Wohnung installiert werden können. Wer Platz und außerdem einen großen Baum im Garten hat, kann einen alten Autoreifen an dicken Tauen oder Ketten aufhängen. Der schwingt nicht nur rauf und runter, sondern gleichzeitig auch noch rundherum im Kreis.

Verhältnisse übertragen. Wichtig ist, dass Sie Ihr Kind – am besten zusammen mit Freunden, dann macht es mehr Spaß – allein aktiv werden lassen. Geben Sie höchstens ein paar Anregungen und stellen Sie genügend „Baumaterial" zur Verfügung. Die Ideen kommen dann schon beim Spiel. Und für viel Bewegung und Reize für Gleichgewichts- und Eigensinn wird dabei von selbst gesorgt. In der Wohnung können aus großen Kissen, Matratzen, Decken, Schaumstoffblöcken, Hängematten, Tauen und vielleicht einer Schaukel im Türrahmen nicht nur Höhlen, sondern ganze Turn- und Kletterlandschaften gebildet werden. Draußen sind Bretter, Ziegelsteine, Kisten, alte Autoreifen, Seile, Plastikplanen, Holzteile, Decken, Latten und große Äste herrliche Bauteile für Erlebnis- und Abenteuerwelten. Sie werden staunen, was Kindern alles einfällt und wie schnell aus einem Boot ein Zelt oder ein Zug werden kann. Schränken Sie die kleinen Baumeister so wenig wie möglich in ihrem Gestaltungseifer und ihrer Konstruktionsfreude ein. Das fördert ihre Kreativität und ihre Fähigkeit, komplizierte Handlungen und Abläufe zu planen.

Wurzeln schlagen

Wer mit beiden Beinen fest auf der Erde steht, gerät seltener ins Schwanken. Eine wunderbare Yogaübung für gute „Bodenhaftung", und damit für das innere und äußere Gleichgewicht, an der schon kleine Kinder Spaß finden, ist der „Baum". Ihr Kind stellt sich mit geschlossenen Beinen aufrecht so hin, dass seine Füße guten Kontakt zum Boden haben. Sagen Sie ihm, es solle sich vorstellen, dass es jetzt ein Baum wäre und Wurzeln schlagen würde. Seine Äste würden wachsen – deshalb solle es seine Arme hochheben – und sich langsam im Wind hin- und herwiegen. Dann die Hände herunternehmen und die Handflächen in Brusthöhe gegeneinander legen. Den Blick auf einen Punkt im Raum richten und diesen fixieren. Das hilft bei der weiteren Übung, das Gleichgewicht zu halten. Nun das Körpergewicht komplett auf ein Bein verlagern und in diesem Fuß die tiefe Wurzel in die Erde hinein spüren. Den anderen Fuß anheben und an den Oberschenkel des stehenden Beines legen. Ruhig stehen bleiben und tief ein- und ausatmen, so lange dies möglich ist. Dann eine kurze Pause auf beiden Beinen stehend und danach die Übung auf dem anderen Fuß wiederholen.

Rennwagen

Ein besonders schnelles Gefährt für temporeiche Abenteuer entsteht, wenn Sie unter eine dicke, große runde Holzplatte (ca. 90 bis 100 Zentimeter Durchmesser) wiederum vier stabile Rollen schrauben. Darauf finden sogar zwei Kinder bequem Platz. Wenn Sie in die Platte rundherum Löcher bohren, können Sie mit Seilen einen Autoschlauch darauf befestigen, in den sich die Mitfahrer hineinsetzen können. Und ein Seil zum Ziehen lässt sich so ebenfalls an die Platte knoten. Da kann die Reise rund um die Welt losgehen. Und für Weltraumfans wird eine fliegende Untertasse daraus.

Im Lot bleiben:
Wie sich der Alltag meistern lässt

Die Ruhe bewahren

Laut polternd kommt der fünfjährige Manuel aus dem Kindergarten nach Hause. Rucksack, Jacke, Mütze, Schuhe – alles wirft er weit von sich. Dann trampelt er die Treppe hoch in sein Zimmer, kippt mit Getöse die Legokiste aus, rennt wieder nach unten, stürmt mit Gebrüll in die Küche, läuft wieder nach oben und wie von der Tarantel gestochen erneut nach unten. Mamas Rufe zum Mittagessen nimmt er überhaupt nicht wahr und flitzt weiter lärmend hin und her.

Eine harte Probe für Mütternerven! Denn die Unruhe und Hektik hyperaktiver Kinder ist ansteckend und die Atmosphäre wird schnell hochexplosiv. Kein Wunder, wenn selbst den gelassensten Familienfrauen irgendwann der Geduldsfaden reißt. Doch so weit sollte es besser nicht kommen. Denn eine solche Eskalation hilft niemandem – am wenigsten Ihrem Kind. Im Gegenteil: Es wird sich (wieder einmal) schuldig fühlen. Und das produziert auf Dauer nur Minderwertigkeitskomplexe. Ruhiger wird Ihr kleiner Zappelphilipp dadurch auf keinen Fall.

Gelassen bleiben

Die Ruhe, die ihm fehlt, müssen Sie ihm schon geben. Versuchen Sie deshalb – auch wenn es manchmal noch so schwer fällt – , in Chaossituationen ausgleichend zu wirken. Lassen Sie sich nicht mit dem Unruhe-Virus infizieren. Gelassenheit heißt die Zauberformel. Sie verhindert, dass sich die Stimmung bis zum Siedepunkt hochschaukelt. Dass das in der Hektik des Alltags nicht immer leicht fällt, ist wohl jedem völlig klar. Umso wichtiger ist es, dass Ihnen selbst bewusst ist, welche Bedeutung Ihre eigene ruhige Ausstrahlung hat. Eine nur mühsam unterdrückte, unterschwellige Nervosität wird Ihr sensibles Kind sofort spüren und dadurch selbst nur noch zappeliger werden. Also: Versuchen Sie immer wieder, sich in Gelassenheit zu üben.

❍ Überlegen Sie, was genau Sie gereizt macht: Ist es der Lärm, das Hin- und Herrennen oder der Zeitdruck, wenn alles wieder viel länger dauert als geplant? Vielleicht können Sie durch kleine Veränderungen mehr Ruhe in Ihren Tagesablauf bringen? Beobachten und experimentieren Sie.

❍ Geraten Sie nicht vorab in Panik, weil eine brenzlige Situation bevorsteht. Wenn Sie sich schon vorher einreden, dass alles wieder im Chaos endet, brauchen Sie sich nicht zu wundern, wenn sich diese Prophezeiung selbst erfüllt. Besser ist, Sie bestärken sich immer wieder: „Ich bleibe ganz ruhig!"

❍ Sollten Sie trotzdem mal wieder das Gefühl haben, gleich auszurasten, verlassen Sie das Schlachtfeld. Gehen Sie ins Bad oder auf den Balkon und versuchen Sie, sich zu beruhigen.

❍ Setzen Sie sich aufrecht hin und legen Sie eine Hand mitten auf Ihren Bauch, Ihre Körpermitte, die andere mit dem Handrücken in Höhe der Nieren auf Ihren Rücken. Schließen Sie Ihre Augen und atmen Sie ruhig ein und aus.

❍ Legen Sie eine Hand an Ihren Hinterkopf, die andere vorn an die Stirn. Schließen Sie die Augen und atmen Sie tief in den Bauch hinein. Sie können an der Stirn auch mit Daumen bzw. Zeige- und Mittelfinger Ihre beiden Stirnbeinhöcker über den Augenbrauen halten oder sanft massieren. Das baut Stress ab.

❍ Denken Sie daran, was Sie an Ihrem Kind besonders mögen, welche seiner Eigenschaften und Fähigkeiten Sie schätzen, worüber Sie sich freuen, wann Sie stolz auf Ihr Kind sind.

❍ Machen Sie ein Foto von Ihrem Kind, in einem richtig schönen, glücklichen Augenblick, wenn es Ihnen zusammen rundherum gut geht. Das hängen Sie so auf, dass Sie es oft am Tag sehen. Und wenn etwas nicht so toll läuft, werfen Sie einen Blick auf dieses Bild.

Den Zappelphilipp bremsen

Diese Anregungen helfen Ihnen, Gelassenheit zu bewahren. Vielleicht haben Sie ja auch Gelegenheit, Yoga, Autogenes Training oder eine andere Entspannungstechnik zu erlernen. Damit schaffen Sie eine gute Basis für Ausgeglichenheit im Alltag. Sie werden sehen, die Ruhe, die Sie selbst ausstrahlen, wirkt ebenfalls ansteckend. Verstärken lässt sich dieser Effekt noch durch folgende kleine Gesten, die die Unruhe Ihres Kindes mildern:

❍ Nehmen Sie Ihren Sprössling auf den Schoß oder in den Arm, wenn er es zulässt – aber nur so fest und so lange, wie er es mag. Lassen Sie ihn sofort los, wenn es ihm zu viel wird. Er würde sich sonst wehren und nur noch unruhiger werden.

❍ Streichen Sie Ihrem Kind langsam und gleichmäßig den Rücken hinunter, immer von oben nach unten. Wichtig ist, dass Sie ausprobieren, wie sanft oder kräftig der Druck Ihrer Finger sein darf. Fragen Sie Ihren kleinen Zappelphilipp: „Ist das gut so?", oder: „Gefällt dir das?" Fühlt er sich wohl, wird er sich entspannen und ruhiger werden.

❍ Sprechen Sie möglichst leise mit Ihrem Kind und versuchen Sie, seinen Blick einzufangen. Hyperaktive meiden oft jeden Blickkontakt, weil sie sich instinktiv vor einer Überflutung durch visuelle Reize schützen wollen. Schaffen Sie es, dass das Kind Sie direkt ansieht, nimmt es Sie wahr und andere Reize sind zumindest zeitweilig ausgeschaltet.

Die Reizflut kanalisieren

Es sollte ein ganz toller Tag werden. Alle hatten sich riesig auf den Ausflug in den Zoo gefreut. Doch irgendwann ist der vierjährige Oliver einfach nicht mehr zu ertragen: Er tobt, kreischt, schreit und lässt sich nicht bändigen. Das Eisessen im Café ist eine Katastrophe. Die anderen Gäste beschweren sich schon. Es bleibt nur eines: das Café verlassen. Bis nach Hause brüllt Oliver lautstark.

Wochenendausflüge, Familienfeiern, Urlaubsreisen – die typischen Situationen für Familienstress, vor allem mit ADS-Kindern. Zu viele ungewohnte Dinge und neue Reize stürzen auf sie ein und können nicht so schnell verarbeitet werden. Aber auch im normalen Alltag überschwemmt die Reizflut uns alle von morgens bis abends. Vor allem mit optischen und akustischen Reizen werden wir regelrecht überschüttet, ohne uns in vielen Bereichen dagegen wehren zu können. Hier braucht Ihr Kind dringend Schutz.

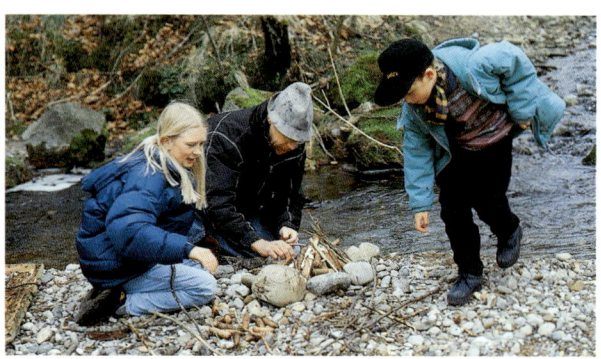

Reize rigoros einschränken

Denn während die meisten von uns „nur" unter dieser Reizflut leiden, gehen hyperaktive Kinder hoffnungslos in ihr unter. Für sie ist es geradezu überlebensnotwendig, die Überflutung mit Reizen rigoros einzudämmen oder sie zumindest so zu kanalisieren, dass sie damit nicht überschwemmt werden. Da ihr Gehirn die Vielzahl der einströmenden Reize oft nicht sortieren und verarbeiten kann, müssen Sie als Eltern von außen ordnend eingreifen – zum Wohle Ihres Kindes und im Interesse eines stressfreieren Familienalltags.

○ Gehen Sie mit Freizeitaktivitäten, die Ihr ADS-Kind anstrengen, sparsam um. Laute Rummelplätze, aufregende Safariparks und Actionfilme im Kino – das alles ist nicht förderlich für das Wohlbefinden Ihres Sprösslings. Sie brauchen ihm solche Vergnügungen nicht vorenthalten, aber jedes Wochenende müssen sie nicht sein. Wenn Sie doch eine solche Unternehmung planen, berücksichtigen Sie die Bedürfnisse Ihres Kindes: Nehmen Sie zum Beispiel ein Picknick mit, statt sich in volle Restaurants zu setzen. Lassen Sie das Kind sich auf einem Spielplatz austoben, wenn es danach längere Zeit stillsitzen soll. Und sparen Sie eventuell einige der Attraktionen für einen zweiten Besuch auf.

○ Unternehmen Sie gemeinsam etwas, das Ihrem Kind gut tut: Ein Besuch auf dem Spielplatz, eine Radtour in der näheren Umgebung oder ein Spaziergang im Wald bekommen ihm garantiert besser als lärmende Freizeitparks und Einkaufscenter. Auch den Großeinkauf im Supermarkt sollten Sie – wenn möglich – lieber ohne Ihren Sprössling machen.

○ Achten Sie auf Ruhepausen. Ihr ADS-Kind braucht sie dringend, um seine Eindrücke zu verarbeiten. Nach dem Kindergarten, nach gemeinsamen Unternehmungen, nach Aktivitäten wie Turnen oder Schwimmen sollten Innehalten und Ausruhen auf dem Programm stehen. Hetzen Sie keinesfalls von einem Termin zum nächsten. Versuchen Sie stattdessen, Ihr Kind nach wilden, bewegungsreichen Aktivitäten eine Zeit lang mit ruhigeren Spielen zu beschäftigen, mit ihm zu puzzeln, zu basteln oder ein Buch zu lesen.

Reizarme Zeiten schaffen

Natürlich können Sie Ihr Kind nicht immer und überall von allen Reizen abschirmen. Umso wichtiger ist es, ihm gerade zu Hause eine Atmosphäre zu geben, in der es nicht ständig – oft ganz nebenbei – mit Reizen überschwemmt wird. Lassen Sie die Reizflut draußen vor der Tür. Schaffen Sie in Ihrer Familie reizarme Zeiten zur Erholung der Sinne!

○ Schluss mit der Dauerberieselung durch Radio und Fernseher. Lassen Sie die Geräte nicht nebenbei laufen, sondern sehen oder hören Sie eine Sendung bewusst mit voller Aufmerksamkeit. Seien Sie Vorbild für Ihre Kinder. Sie ahmen Ihren Umgang mit den Medien nach. Und schnell flimmert etwas durch den Raum, wovor Kinderaugen und -ohren verschont bleiben sollten. Davon abgesehen sollten gerade ADS-Kinder möglichst wenig Zeit vor dem Bildschirm verbringen, und wenn überhaupt, dann mit Ihnen zusammen.

○ Auch mit Videos, Gameboys und Computerspielen sollten Sie im Interesse Ihres Kindes kritisch und sparsam umgehen. Und seien Sie bei Musik wählerisch. Versuchen Sie herauszufinden, welche Rhythmen und Töne Ihr Kind beruhigen und bei welchen es eher aufdreht. Sanfte meditative Musik und Klassik sind oft besser als Techno und Rock. Doch als Hintergrundgedudel sollten Sie Ihrem Kind Musik nicht mehr zumuten.

○ Freunde und Verwandte sind etwas Wunderbares. Aber wenn es bei Ihnen zu Hause wie in einem Taubenschlag zugeht, ein ständiges Kommen und Gehen, Unruhe und Trubel herrschen, müssen Sie sich nicht darüber wundern, wenn auch Ihr Kind nicht zur Ruhe findet. Sorgen Sie dafür, dass genügend Zeit für die engsten Familienmitglieder bleibt. Schaffen Sie Ihrem Kind Möglichkeiten, sich zurückzuziehen und in Ruhe eigenen Aktivitäten nachgehen zu können.

Spielzeug und Computer: Weniger ist mehr

Schon wieder herrscht ein heilloses Durcheinander im Kinderzimmer: Puzzleteile, Puppengeschirr, Holzperlen, Buntstifte und Papier, Knete – alles ist flächendeckend verteilt. Mittendrin die fünfjährige Anna-Lena. Sobald sie ein Spielzeug in die Hand genommen hat, fliegt es auch schon wieder in hohem Bogen in die nächste Ecke. Mit nichts beschäftigt sie sich richtig, alles fängt sie an, bringt es aber nicht zu Ende.

Sprunghaftigkeit ist eines der großen Probleme von ADS-Kindern. Es fällt ihnen enorm schwer, bei einer Sache zu bleiben. Wenn dann auch noch ihre Spielzeugkiste überquillt, schaffen sie es meist gar nicht mehr, sich selbst sinnvoll mit etwas zu beschäftigen. Die Ablenkungen sind einfach zu verlockend: Da ist der Turm vielleicht gerade halb fertig gebaut, wenn sie auf der Suche nach mehr Bausteinen ein lange verschollenes Teil ihres Lieblingspuzzles finden. Doch auch das wird nie komplett, weil der Blick auf das Rennauto fällt und das Kinderzimmer unverzüglich zum Nürburgring wird. So geht es weiter. Doch außer einem Riesenchaos kommt nichts dabei heraus.

Computer sinnvoll einsetzen

Nicht nur Techno-Toys, auch Computer sind immer häufiger in Kinderzimmern zu finden. Sie gehören zu unserem modernen Leben dazu wie Fernsehgeräte und Videorecorder. Grundsätzlich kein Problem,

Die Spielzeugkiste entrümpeln

Auch hier sollten Sie als Eltern ordnend eingreifen – immer nach der Devise: Weniger ist mehr. Und: Qualität statt Quantität.

○ Begrenzen Sie grundsätzlich das Angebot an Spielzeug möglichst stark. Je kleiner die Auswahl, desto größer die Chance, dass Ihr Kind sich tatsächlich intensiv mit etwas beschäftigt. Sie müssen ja nicht gleich alles wegwerfen! Packen Sie Dinge, mit denen Ihr Kind zur Zeit kaum spielt, einfach vorübergehend weg. Nach und nach tauschen Sie etwas aus.

○ Achten Sie bei Spielzeug bewusst auf Qualität – sowohl im Hinblick auf das Material, als auch auf die Beschäftigungsmöglichkeiten. Bausteine und Konstruktionssysteme, aus denen sich immer wieder etwas Neues zusammenbasteln lässt und die so das räumliche Denken fördern, haben zum Beispiel einen höheren Wert als originalgetreue Plastiknachbildungen, mit denen sich kaum etwas anfangen lässt und die schnell langweilig werden. Kaufen Sie lieber nur ein Teil, auch wenn es teurer ist. Es muss nicht die zehnte Barbiepuppe oder das zwanzigste bunte Gummimonster sein!

○ Nehmen Sie bei Ausflügen in die Natur gar kein Spielzeug mit. Im Wald, auf einer Wiese oder am

Wasser gibt es so viele Dinge, mit denen es sich prima spielen lässt: Holzstücke, Äste, Steine, Moos, Schneckenhäuser, Muscheln – zeigen Sie Ihrem Kind, was die Natur für tolle Spielmaterialien zu bieten hat. Und nehmen Sie einige davon ruhig mit nach Hause. Sie ergänzen fertiges Spielzeug wunderbar und fördern dadurch Phantasie und Kreativität. So werden beispielsweise aus kleinen Kieselsteinen schnell große Felsbrocken, die nur ein Kran zur Seite schaffen kann.

O Lassen Sie sich auch zu Hause ab und zu mal auf das Abenteuer „spielzeugfreie Zeiten" ein. Stellen Sie Ihrem Kind stattdessen, wenn es das möchte, „echte" Dinge zur Verfügung: Kochtöpfe, Löffel, Besen, Werkzeug. Damit können kleine Leute wunderbar „Erwachsene" spielen.

auch für Ihr ADS-Kind nicht – vorausgesetzt, Sie gehen mit Computerspielen und PC-Lernprogrammen ebenso kritisch um wie mit anderem Spielzeug. Zum Zeitvertreib oder gar als Parkplatz, auf dem hyperaktive Kinder endlich mal still sitzen, sollten Sie einen Computer auf keinen Fall einsetzen. Denn da sich beim Hantieren mit der Maus und beim Tippen in die Tasten höchstens die Finger regen, macht sich der Bewegungsmangel irgendwann mit Unruhe und Zappeligkeit bemerkbar – und das bei ADS-Kindern stärker als bei anderen. Stellen Sie deshalb klare Regeln auf: Grundsätzlich sollten

Vorschulkinder nicht länger als eine halbe Stunde täglich vor dem Monitor sitzen. Und jede Computersitzung sollte durch Bewegungszeit ausgeglichen werden. Abgesehen davon können diese Hightech-Geräte gerade ADS-Kindern in der Schule aber auch nützliche Dienste leisten. Experten haben festgestellt, dass sie per Mausklick oft mehr Spaß am Lernen haben und mit Tasten besser umgehen können als mit Bleistift oder Füller. Statt sich mit einer unleserlichen Handschrift abmühen zu müssen, können sie sich voll und ganz auf Richtigkeit und Inhalte konzentrieren. So kann allein die Tatsache, dass ein Aufsatz oder ein Referat statt handschriftlich per Computer (oder Schreibmaschine) verfasst wird, zu besseren Noten führen. Ob die Schule dabei mitspielt, müssen Sie, wenn es so weit ist, allerdings mit dem jeweiligen Lehrer klären. Es wäre Ihrem Kind allerdings zu wünschen, dass er Experimenten aufgeschlossen gegenübersteht. Sie als Eltern können Ihrem Kind nur das Rüstzeug dafür mit auf den Weg geben. Und daher ist es nicht schlecht, wenn Ihr Sprössling von klein auf kontrolliert, aber spielerisch den Umgang mit dieser modernen Technologie erlernt. Psychologen meinen sogar, dass Computerspiele Reaktionsvermögen, Kombinationsfähigkeit, Ausdauer, Konzentration, Geschicklichkeit und Kreativität fördern würden – was jedoch mit Sicherheit nicht für alle Spiele gleichermaßen gilt. Informieren Sie sich und machen Sie es auch hier nach dem Motto von Oscar Wilde: Das Beste ist gerade gut genug.

Konzentrationstraining auf lockere Art

Der sechsjährige Frederick puzzelt. Immer wieder springt er auf, läuft aus dem Kinderzimmer, kommt zurück, setzt sich hin, legt zwei Puzzleteile, rennt erneut nach draußen. Ständig versucht seine Mama, ihn zum Weitermachen zu motivieren. Doch irgendwann ist es ganz vorbei. Der kleine Frederick kann sich einfach nicht konzentrieren.

Zehn Eisen im Feuer, aber keines wird fertig geschmiedet. Was könnte typischer für ADS-Kinder sein! Sie sind die Meister des Unvollendeten. Mangelnde Ausdauer, eine kurze Aufmerksamkeitsspanne, schlechte Konzentrationsfähigkeit – das ist es, was ihnen neben ihrer motorischen Unruhe am meisten zu schaffen macht und vor allem in der Schule wachsende Probleme bereitet. Sicher: Nicht selten haben Eltern einfach zu hohe Ansprüche an das Durchhaltevermögen ihrer Kleinen. Denn das, was vielen Erwachsenen schon als sprunghaft erscheint, ist für Kinder ganz normal. Schließlich können sie sich nur etwa doppelt so viele Minuten lang auf eine Sache konzentrieren, wie ihr tatsächliches Lebensalter ist. ADS-Kinder halten aber auch das nicht durch, lassen sich von jeder Kleinigkeit gleich ablenken und sind ständig auf dem Sprung zu neuen Taten. Und in Bewegung, um dadurch ihre Gehirnzellen zu Aktivität anzukurbeln.

Bei der Sache bleiben

Keine Frage: ADS-Kinder haben es schwer, sich wirklich auf etwas zu konzentrieren. Aber auch Konzentration ist Übungssache. Es gibt inzwischen spezielle psychologische Trainingsprogramme für hyperaktive Kinder zur Verbesserung der Aufmerksamkeit. Fragen Sie Ihren Arzt oder Therapeuten danach. Sie können aber auch zu Hause mit Ihrem Kind trainieren. Doch damit Ihr Sprössling bei der Stange bleibt, braucht er Sie als verständnisvollen Coach.

❍ Überfordern Sie Ihr Kind nicht und setzen Sie es nicht zu sehr unter Leistungsdruck. Stress ist ein schlechter Trainingspartner und wirkt eher blockierend. Nur wer entspannt und ruhig ist, kann sich optimal konzentrieren.

❍ Spielen Sie mit Ihrem Kind, schauen Sie Bücher zusammen wirklich von der ersten bis zur letzten Seite durch, legen Sie Puzzle mit immer mehr Teilen. Brechen Sie ein Würfel- oder Kartenspiel nicht vorzeitig ab. Danach gibt es eine wohlverdiente Verschnaufpause – und vielleicht sogar eine kleine „Siegerprämie".

❍ Schulen Sie bei Ihrem Kind die Wahrnehmung aller Sinne, wenn es sich mit etwas beschäftigt. Spielt es im Sand, weisen Sie es darauf hin, dass der Sand sich nass anfühlt, dass er schwer zu tragen ist, dass er

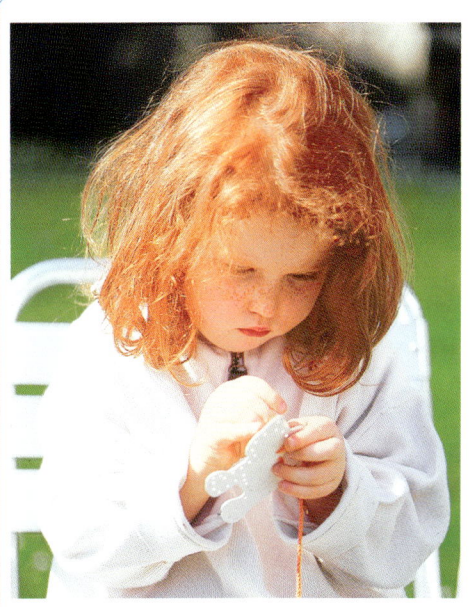

knirscht, wenn man darüber läuft.
Oder wenn Sie zusammen zählen
üben, klatschen Sie dabei in die Hände. Je mehr verschiedene Sinne angesprochen werden, desto eher wird
Ihr Sprössling bei der Sache sein.

❍ Wunderbare spielerische Beschäf-
tigungen, die die Konzentration
fördern, sind Bilder und speziell
Mandalas ausmalen, Memory-
Spiele, Figuren aus Holzplättchen
wie beim fernöstlichen Tangram-
Spiel legen, Perlen auffädeln und
Puzzles zusammensetzen.

❍ Wenn Sie Bücher vorlesen, beziehen
Sie das Kind aktiv mit ein. Fragen Sie
es, was es auf einem Bild sieht oder
lassen Sie es den Erzählfaden weiter-
spinnen. Wer nur passiv zuhört,
schaltet schneller ab.

❍ Konzentrieren Sie sich im Alltag
spielerisch auf Ihre Umgebung:
Nennen Sie zum Beispiel auf dem
Weg zum Kindergarten alles, was
blau ist. Oder lassen Sie Ihr Kind mit
einem Glöckchen klingeln, wenn
beim Lesen einer Geschichte der
Name des Titelhelden fällt.

❍ Üben Sie mit Ihrem Kind bildhaftes
Denken. Malen Sie ihm Dinge mög-
lichst plastisch und farbenreich aus.
Irgendwann laufen in dem kleinen
Kopf automatisch bunte Bilder ab,
wenn über etwas gesprochen wird.
Und Bilder prägen sich besser ein als
vorbeirauschende Wörter.

❍ Zeigen Sie Ihrem Kind Wege, wie es
größere Aufgaben lösen kann. Unter-
teilen Sie Arbeiten in mehrere kleinere Schritte und loben Sie Ihren Sprössling, wenn er solche „Etappenziele"
erreicht hat.

❍ Nähen Sie Ihrem Sprössling ein mit
Kastanien oder Bohnen gefülltes
Kissen. Das übt einen starken Reiz
auf die Tiefenwahrnehmung aus.
Wenn Ihr Kind darauf sitzt, wird es
sich selbst besser spüren, was bei
hyperaktiven kleinen Menschen oft
sehr beruhigend wirkt.

❍ Massieren Sie Ihrem Kind sanft die
Ohrmuscheln von oben nach unten
und von innen nach außen. Dabei
dreht es am besten seinen Kopf
langsam von links nach rechts und
zurück. Diese Übung aus der Angewandten Kinesiologie steigert
Konzentration und Aufmerksamkeit.

Ganz entspannt im Hier und Jetzt

Die vierjährige Mareike ist todmüde. Bei dem schönen Sommerwetter hat sie den ganzen Tag draußen gespielt, getobt und im Wasser geplanscht. Jetzt ist sie völlig fertig. Trotzdem findet sie kein Ende. Als Mama sie schnappt, um sie ins Haus zu tragen, wehrt sie sich mit Händen und Füßen. Sie macht sich ganz steif und ist so angespannt wie ein Flitzebogen. Heute Abend wird es sicher lange dauern, bis sie endlich zur Ruhe kommt.

Entspannung ist ein Fremdwort für hyperaktive Kinder – obwohl gerade sie sie dringend brauchen. Bei vielen von ihnen ist der „Muskeltonus", die Grundspannung in den Muskeln, aufgrund der gestörten Wahrnehmung und Verarbeitung von Sinnesreizen so hoch – Fachleute sprechen von „Hypertonie" –, dass sie ständig extrem angespannt, regelrecht verkrampft sind und permanent unter Hochspannung zu stehen scheinen. Auf der anderen Seite gibt es ADS-Kinder, die unter einem zu niedrigen Muskeltonus („Hypotonie") leiden, die so „schlaff" sind, dass sie sich zum Beispiel ständig auf die Zehenspitzen stellen, um sich in Anspannung zu versetzen. Denn nur so können sie ihren Körper überhaupt selbst spüren. Hier müssen therapeutische Maßnahmen gezielt ansetzen.

Sanft dahinfließen

Darüber hinaus können Sie als Eltern jedoch versuchen, übermäßige Anspannung auf behutsame Art und Weise abzubauen. Denn Entspannung ist für alle ADS-Kinder von Zeit zu Zeit dringend notwendig, damit der Bogen nicht bis zum Zerreißen überspannt wird.

○ Entspannungstipp Nummer 1 für hyperaktive Kinder: sanftes Schaukeln. Bringen Sie eine Hängematte oder einen Hängestuhl an. Schon kurze Zeit darin beruhigt und entkrampft ungemein. Wenn Sie Platzprobleme haben, nehmen Sie einen Schaukelstuhl. Und wenn Ihr Kind es zulässt, können Sie es auch auf dem Schoß langsam hin- und herwiegen.

○ Kitzeln Sie Ihren Sprössling durch – vorausgesetzt, er mag das. So spürt er sich gut am ganzen Körper, und Lachen und Juchzen wirken ebenfalls sehr entspannend.

○ Massieren Sie die Füße. Packen Sie dabei ruhig kräftig zu. Beginnen Sie immer auf derselben Seite und gehen Sie bei beiden Füßen gleich vor. Mag Ihr Zappelphilipp das nicht, bieten Sie bei anderer Gelegenheit erneut eine Fußmassage an. Vielleicht entdeckt er dann, wie wohltuend sie für ihn sein kann.

○ Sorgen Sie bei Anspannung für eine kurze „Verschnaufpause": Bitten Sie

Ihren Sprössling, sich lang auf den Rücken zu legen oder sich bequem auf einen Stuhl zu setzen, die Augen zu schließen und ganz ruhig mindestens dreimal tief durch die Nase ein- und den Mund wieder auszuatmen. Dabei den Atem einfach sanft fließen lassen. Das ist ein guter Einstieg in weitergehende Entspannungsübungen.

○ Verkrampfte Muskeln entspannen sich leichter, wenn sie zuvor noch etwas stärker angespannt worden sind. Treiben Sie deshalb die Anspannung auf die Spitze, indem Sie Ihr Kind seine Fäuste kräftig ballen, heftig Grimassen schneiden und im Liegen die Füße und Zehenspitzen heranziehen lassen. Nach kurzer Zeit wird alles bei tiefem Ausatmen locker gelassen.

○ Geben Sie Ihrem Kind – auch wenn es schon größer ist – zu Hause einen tropfsicheren Becher mit Saugöffnung oder sogar eine Nuckelflasche mit Wasser. Damit andere es deswegen nicht hänseln, sollte das Ihr kleines „Geheimnis" bleiben. Am besten zieht Ihr Sprössling sich damit in eine kuschelige Ecke zurück. Saugen und Nuckeln setzt die gesamte Gesichtsmuskulatur in Bewegung und wirkt so total entspannend.

○ Gestalten Sie gemeinsam mit Ihrem Kind ein „Ruhekissen" oder eine „Traumdecke". Dazu bemalen Sie einen Stoff in den Lieblingsfarben Ihres Sprösslings. Daraus können Sie eine Decke, die Sie eventuell mit einem anderen weichen Stoff füttern,

oder einen Kissenbezug nähen. Beim Einkuscheln fällt es Ihrem Kind dann sicher leichter loszulassen.

○ Versuchen Sie, Ihr Kind schon frühzeitig spielerisch an Entspannungstechniken heranzuführen. Oder melden Sie es zum Beispiel bei Kursen für Kinderyoga oder Autogenes Training an. Doch erwarten Sie nicht zu viel. Auch Loslassen will gelernt sein. Mit der Zeit wirken solche Übungen aber sehr harmonisierend und ausgleichend auf den ganzen Körper.

○ Probleme bereitet vielen kleinen Menschen – besonders, wenn sie Schwierigkeiten mit ihrem Gleichgewicht haben – die bei Entspannungsübungen oft angewandte Rückenlage. Lassen Sie Ihr Kind sich ruhig so bequem hinlegen, wie es ihm gefällt. Sie können sich auch im Schneidersitz auf den Boden setzen und den Kopf Ihres Zappelphilipps in Ihren Schoß betten. Wenn Sie es sich so gemütlich gemacht haben, ist Ihr Kind vielleicht bereit, mit Ihnen auf eine kleine Phantasiereise zu gehen. Dafür gibt es zahlreiche Bücher mit wunderschönen Texten. Schauen Sie sich um und wählen Sie aus, was Sie spontan anspricht. Dasselbe gilt für Meditationsmusik und entspannende Naturklänge. Probieren Sie einfach aus, was Ihrem Kind und Ihnen persönlich am besten gefällt und gut tut. So können Sie gemeinsam Stress und Hektik abschütteln und sich rundherum wohl fühlen.

Regeln lernen will gelernt sein

Es ist kaum zu glauben: Schon wieder kommt der sechsjährige Finn mit schmutzigen Fingern an den Mittagstisch. Immer und immer wieder muss Mama ihn daran erinnern, dass vor dem Essen die Hände gewaschen werden. Und nicht selten gibt es auch noch Gebrüll, weil Finn das nicht einsehen will. Nicht einmal eine solche einfache Regel kann er beherzigen.

Mit Regeln stehen ADS-Kinder auf dem Kriegsfuß. Denn sie sind oft viel zu impulsiv und handeln zu unüberlegt und unkontrolliert, als dass sie dabei noch an Regeln denken könnten. Vor allem in immer wiederkehrenden, ganz alltäglichen häuslichen Situationen, beispielsweise bei den Mahlzeiten, dem Zubettgehen, dem Erledigen kleiner Aufträge, bei Telefongesprächen der Eltern oder beim An- und Ausziehen, bereitet – wie Untersuchungen von Kinderpsychologen gezeigt haben – das Verhalten hyperaktiver Kinder Probleme. Sie schaffen es schlicht und einfach nicht, sich an Regeln zu halten. Andere Studien haben herausgefunden, dass ADS-Kinder sich viel weniger als andere Kinder von den negativen oder positiven Folgen ihres Handelns beeinflussen lassen. Sie reagieren einfach nicht darauf. Kein Wunder, dass es oft nicht einmal mittels Strafen gelingt, hyperaktive Kinder in ihre Schranken zu verweisen.

Hilfestellung geben

Da hilft auf Dauer nur: Geduld und Verständnis haben und konsequent bleiben. Denn Tatsache ist, dass ADS-Kinder sehr viel länger brauchen, um Regeln zu lernen und erwünschtes Verhalten einzuüben. Und dabei sind sie auf die Hilfestellung ihrer Eltern angewiesen. Verzweifeln Sie nicht, auch wenn die trotzige Kleinkindphase endlos zu dauern scheint. Bei entsprechender Anleitung und fester Führung durch Mama und Papa wird auch Ihr Kind es schaffen, sich zumindest an wichtige Regeln zu halten.

❍ Geben Sie Ihrem hyperaktiven Kind das, was es dringend braucht, um sich im Leben zurechtzufinden: feste Strukturen im Alltag, klare Regeln und Zuverlässigkeit in Ihren eigenen Reaktionen. Wer an einem Tag etwas ablehnt, es am anderen aber durchgehen lässt, muss sich nicht wundern, wenn das Kind gar nicht mehr weiß, woran es ist. Also: Schluss mit Zögern und Zaudern und dem Wackelkurs in Ihrer Erziehung! Beziehen Sie eindeutig Stellung, immer wieder und immer gleich.

❍ Stellen Sie Regeln auf, die zu Ihnen, Ihrer Familie und Ihren Lebensbedingungen passen. Legen Sie genau fest, für wen welche Regel gilt. Etwas, das Ihr hyperaktives Kind befolgen muss, hat vielleicht für den älteren Bruder keine

Bedeutung mehr. Überprüfen Sie von Zeit zu Zeit, ob Ihre Regeln so noch Bestand haben sollen. Und daran sollten sich unbedingt beide Elternteile halten. Legen Sie aber nur das fest, was Ihnen wirklich wichtig ist. Denn wer das Netz von Familienregeln zu engmaschig knüpft, muss sich nicht wundern, wenn sein Kind sich darin verheddert.

❍ Wenn Sie wollen, dass Ihr Kind etwas tut oder lässt, fordern Sie es klar und eindeutig dazu auf. Statt „Hör auf damit!", besser: „Hör auf mit Sand zu werfen!" Fassen Sie es dabei am Arm oder an der Schulter an und schauen Sie ihm direkt in die Augen. Das erhöht die Aufmerksamkeit. Mehr als eine Aufforderung können ADS-Kinder fast nie behalten.

❍ Verstärken Sie Ihre Worte durch unterstützende Handlungen, klare Gesten, deutliche Mimik und einen passenden Tonfall in der Stimme. Kommunikationsforscher haben herausgefunden, dass Botschaften nur zu zehn Prozent über den Inhalt unserer Worte transportiert werden. Immerhin 35 Prozent werden durch den Klang unserer Stimme bestimmt und sogar 55 Prozent beeinflussen Gestik und Mimik. Alle drei Komponenten müssen zusammenpassen, sonst sind gerade ADS-Kinder mit ihren sensiblen Antennen irritiert. Seien Sie also ehrlich und authentisch.

❍ Hüten Sie sich vor der Störfalle! Kinder, die nur Aufmerksamkeit bekommen, wenn sie sich schlecht benehmen, werden nie tun, was Sie von Ihnen wollen. Gehen Sie deshalb, wenn Ihr Kind sich an eine Regel hält, nicht kommentarlos zur Tagesordnung über, sondern loben sie es dafür. Ein kurzes „Das hast du gut gemacht", am besten verbunden mit einer kleinen liebevollen Geste wie über den Kopf streichen, ist das Geheimrezept für Erziehungserfolge.

❍ Setzen Sie gezielt Belohnungen ein. Das heißt natürlich nicht, dass Ihr Kind jedes Mal, wenn es eine Regel befolgt, mit Schokolade oder einem kleinen Geschenk verwöhnt werden sollte. Aber bei Dingen, die Sie ganz gezielt einüben oder verändern möchten, können Sie schon mal in die Belohnungskiste greifen. Basteln Sie zum Beispiel eine Punktekarte, auf der Ihr Kind „Pluspunkte" (ein kleines gemaltes Symbol, ein Sternchen oder Aufkleber) sammeln kann, wenn es das getan hat, was Sie von ihm verlangt haben. Für eine bestimmte, vorab genau festgelegte Anzahl von Punkten gibt's ein kleines „Bonbon" wie Pizzabacken mit der ganzen Familie oder zusammen Eis essen gehen.

❍ Üben Sie konstruktive Kritik, wenn Ihr Kind etwas macht, was Ihnen nicht gefällt. Sagen Sie nicht einfach: „Das ist aber nicht schön", sondern: „Es ist besser, du machst das so und so." Aber mäkeln Sie nicht ständig an Ihrem Sprössling herum. Dann schaltet er seine Ohren mit Sicherheit irgendwann komplett auf Durchzug.

Grenzen geben Halt

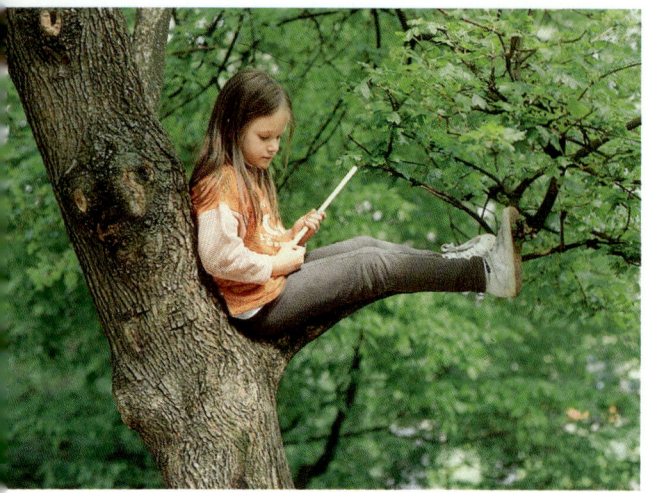

Probleme zu viele Freiräume lassen, wären diese Kinder sehr schnell orientierungslos in der großen weiten Welt. Und damit grenzenlos unglücklich. Die Folge: gnadenlose Machtkämpfe. Tyrannisches und schikanöses Verhalten, mit dem sie dann wiederum geradezu darum zu betteln scheinen, in ihre Schranken verwiesen zu werden. Äußerst widersprüchlich, zugegeben, aber ADS-Kinder brauchen – wie bereits gesagt – klare Strukturen und eindeutige Grenzen, die ihnen starken Halt und eine feste Ordnung in ihrem unruhigen und chaotischen Leben geben.

Mark ist weg. Schon wieder ist der Fünfjährige verschwunden, aus der kleinen Sackgasse, wo er wohnt und auch allein draußen spielen darf, einfach fortgelaufen. Auf dem Spielplatz auf der anderen Seite der nächsten viel befahrenen Straße gabelt Mama ihn auf. Nur mit Müh und Not und unter Einsatz aller ihrer Kräfte gelingt es ihr, den wütenden Jungen nach Hause zurückzubringen.

ADS-Kinder sind Grenzgänger. Viele von ihnen überschreiten Grenzen, egal ob räumliche, zeitliche oder soziale, ohne mit der Wimper zu zucken. Sie scheinen für sie gar nicht zu existieren. Abwarten, sich beherrschen, Selbstkontrolle sind Fremdwörter für diese Zappelphilippe. Schließlich wollen sie alles – und das sofort. Doch würden Sie als Eltern dies akzeptieren, ihnen im Hinblick auf ihre

Sich selbst treu bleiben

Den Kindern diese Grenzen zu geben, an denen sie sich immer wieder reiben können, ist eine der wichtigsten Aufgaben für Sie als Eltern. Und mit Sicherheit eine der schwierigsten und anstrengendsten. Denn Ihr ADS-Kind wird garantiert immer wieder versuchen auszubrechen. Doch wenn Sie standhaft und Ihrer Linie treu bleiben, keinen Zentimeter aus Bequemlichkeit, Überanstrengung oder falsch verstandener Rücksichtnahme auf Ihr Kind nachgeben, wird die ganze Familie davon profitieren.

❍ Verfolgen Sie auf keinen Fall eine Politik der „offenen Grenzen". Der Grenzverlauf muss ganz eindeutig und offensichtlich sein – und vor allem jeden Tag und jede Stunde gleich. Grenzstreitigkeiten dürften sonst zum Dauerkonflikt in Ihrer Familie werden.

○ Wenn Sie Grenzen in bestimmten Situationen tatsächlich einmal öffnen, machen Sie stets unmissverständlich klar, dass es sich um strikte Ausnahmen handelt, die durch besondere Umstände begründet sind. So könnte ein tägliches Fernsehlimit vielleicht kurzfristig etwas ausgedehnt werden, wenn Ihr Kind krank ist. Geht es ihm wieder besser, tritt sofort die sonst gültige Regelung wieder in Kraft.

○ Verhandeln und diskutieren Sie mit kleineren Kindern nicht über Grenzen. Setzen Sie sie einfach. Erst wenn die Kinder älter sind, können Sie im Rahmen einer Familienkonferenz darüber sprechen. Akzeptieren Sie aber auch, wenn Ihr Kind für sich selbst Grenzen zieht, zum Beispiel: „Meine Schwester darf jetzt nicht in mein Zimmer." So lernt Ihr Sprössling auch besser, die Grenzen anderer zu tolerieren.

○ Lassen Sie sich auf keinen Fall provozieren und erpressen! Wer nachgibt und einen Grenzschlagbaum öffnet, nur weil Gequengel, Nervereien und Geschrei – mit Vorliebe in der Öffentlichkeit – immer unerträglicher werden, hat kampflos wichtiges Terrain aufgegeben. Sieg auf der ganzen Linie für Ihren Zappelphilipp.

○ Wird eine Grenze überschritten, muss dies sofort Konsequenzen für Ihr Kind haben, am besten solche, die im direkten Zusammenhang mit der Grenzverletzung stehen. Wer zum Beispiel mit Absicht beim Essen herumschmiert, muss selber sauber machen. Ist dies nicht möglich, überlegen Sie, was für Ihren Sprössling sonst noch eine unangenehme Folge wäre. Aber: Nur Bange machen gilt nicht. Wer Konsequenzen androht, sollte sie auch in die Tat umsetzen. Sonst ist die Glaubwürdigkeit schnell dahin, und die jeweilige Grenze wird Stück für Stück demontiert. Also: Keine leeren Drohungen. Und bringen Sie nur Konsequenzen ins Spiel, die Sie auch durchsetzen können.

○ Reden Sie nicht nur, handeln Sie. Schimpftiraden und Gemecker sind keine Konsequenzen. Die gehen bei Ihrem ADS-Kind im Zweifelsfall in ein Ohr hinein und zum anderen wieder hinaus. Doch wenn es immer die Konsequenzen seines Handelns zu spüren bekommt, wird dies irgendwann Früchte tragen. Ohne dass Sie sich von morgens bis abends den Mund fusselig reden müssen.

○ Versuchen Sie bei alledem stets ruhig und möglichst sachlich zu bleiben. Und wenn Sie trotzdem mal lauter werden, erklären Sie dies Ihrem Kind und entschuldigen Sie sich hinterher bei ihm. Schließlich sind Sie nur ein Mensch und kein Erziehungsroboter. Auch das müssen kleine Leute lernen. Und gerade ADS-Kinder sind in der Regel wenig nachtragend.

Wutanfälle schadlos überstehen

Das Knetmännchen will einfach nicht stehen. Da rastet Jana aus. Mit einem harten Faustschlag und lautem Geschrei zerdrückt sie ihr Kunstwerk. Dann fängt die Sechsjährige an zu toben. Janas Wutanfälle sind zum Fürchten. Sie kreischt und brüllt so, dass Mama Angst hat, ihr könnte das Trommelfell platzen. Türen und Schränke werden getreten. Und bis sie sich endlich wieder beruhigt, vergeht meist viel Zeit.

Heftige Wutanfälle fast wie aus heiterem Himmel, totales Ausrasten, das in keinem Verhältnis zu dem meist nichtigen Anlass steht – das ist typisch für ADS-Kinder. Denn wer körperlich Probleme mit seinem Gleichgewicht hat, ist auch seelisch nicht ausgeglichen. Da reicht die kleinste Kleinigkeit meist schon aus, um zum existenziellen Drama zu werden. Die Folge: emotionale Ausbrüche, die sich aufbrausend und explosionsartig von einer Sekunde zur nächsten entladen. Denn der Grad zwischen guter Laune und großem Frust ist äußerst schmal. Kein Wunder, dass hyperaktive Kinder da häufig stimmungsmäßig abstürzen – meist in Tiefen, die ihre Mitmenschen kaum nachvollziehen können. Haben Frust, Wut und Aggression sich jedoch erst einmal breit gemacht, hat der kleine Wüterich kaum noch Kontrolle über sein eigenes Verhalten. Und Sie als Eltern kaum eine Chance, an ihn heranzukommen – auf jeden Fall nicht mit guten Worten.

Eskalation verhindern

Da gibt's dann nur eines: gezieltes „Krisenmanagement" betreiben, um das Ausmaß der Wutanfälle zu verringern und dadurch Sach- wie Personenschäden so klein wie möglich zu halten.

○ Versuchen Sie kritische Situationen vorauszusehen. Sie kennen Ihr Kind gut genug, um zu wissen, wann die Gefahr von Tobsuchtsanfällen besonders groß ist. Totale Übermüdung, Überforderung, starke Überflutung mit Reizen, Lärm und größere Gruppen sorgen bei ADS-Kindern für die typischen Ausrastsituationen. Vermeiden Sie solche Umstände bzw. loten Sie sensibel aus, wann Ihr Kind sich dem Abgrund nähert. Sie werden das sicher an typischen Warnsignalen in seinem Verhalten erkennen. Dann hilft nur noch, auf der Stelle für Ruhe zu sorgen.

○ Oft werfen ADS-Kinder alles wütend in die Ecke, weil etwas nicht so klappt, wie sie es sich wünschen. Schon die kleinsten Misserfolge überschreiten ihre niedrige Frustrationsgrenze. Betonen Sie Ihrem Kind gegenüber immer wieder, was es geschafft hat, loben Sie es für seine Bemühungen, ermutigen Sie es, es erneut zu versuchen, wenn etwas schief gegangen ist und zeigen Sie ihm andere Lösungsmöglichkeiten. Vielleicht lernt Ihr Sprössling so, bei Fehlschlägen etwas gelassener zu reagieren.

❍ Ist es für jede Prophylaxe bereits zu spät, helfen weder Schimpfen noch Strafen. Ihrem Kind ist, wenn es wieder zu sich kommt, sein Ausrasten schon peinlich genug. Bemühen Sie sich, den Wüterich aufzufangen, ihm Halt und Hilfe zu geben. Nehmen Sie ihn, wenn das möglich ist, fest in den Arm oder schaukeln sie ihn. Und helfen Sie ihm aus einer Situation, die ihn überfordert, heraus.

❍ Hilft alles nicht weiter, muss Ihr kleines Tobemonster – auch wenn das eine Strapaze für Ihre Ohren ist – so lange wüten, bis es sich von allein beruhigt. Lassen Sie es in Kissen boxen oder auf dem Boden herumspringen – manche Kinder beruhigt es, wenn sie sich selbst besser spüren. Achten Sie nur darauf, dass es sich nicht verletzt. Und bemühen Sie sich, gelassen zu bleiben. Ihr Kind hat ein Recht auf seine Wut, aber Sie haben auch ein Recht darauf, sie nicht ertragen zu müssen. Gehen Sie also aus dem Zimmer, wenn Sie wollen.

Machtspielchen: nein danke!

Das heißt aber noch lange nicht, dass Sie grundsätzlich alle Wutanfälle und jedes Ausrasten Ihres ADS-Kindes stillschweigend erdulden sollen. Sowie Sie das Gefühl haben, Ihr Zappelphilipp will Machtkämpfe mit Ihnen austragen, sollten Sie seine Tobsuchtsanfälle nicht kommentarlos hinnehmen. Sonst ziehen Sie sich einen Haustyrannen heran.

❍ Sagen Sie Ihrem Kind klar und deutlich, dass Sie sein Verhalten nicht in Ordnung finden, und loben Sie es, wenn es aus eigener Kraft schafft, sich selbst wieder in den Griff zu bekommen und zu beruhigen.

❍ Passen Sie auf, dass ein Wutausbruch Ihr Kind nicht zu einem gewünschten Ziel bringt – egal, ob das die Süßigkeit im Supermarkt oder längeres Fernsehenschauen ist. Lohnen dürfen sich Tobereien auf gar keinen Fall.

❍ Tut Ihr Kind nicht das, was Sie von ihm wollen, setzen Sie es – wie es australische Pädagogen in ihrem „Triple P-Programm" empfehlen – auf den „Stillen Stuhl" – am besten, bevor es so richtig wütend wird. So können Sie vielleicht eine Eskalation verhindern. Lassen Sie Ihren Wüterich kurze Zeit ruhig in Ihrer Nähe still sitzen, ohne dass Sie ihn beachten. Zweijährige Kinder eine Minute lang, Drei- bis Fünfjährige zwei Minuten und Fünf- bis Zehnjährige fünf Minuten. Doch die Stoppuhr läuft erst, wenn das Kind ruhig auf dem Stuhl sitzt. Wer sich gar nicht beruhigt, geht in eine „Auszeit".

❍ Dazu bringen Sie den Wüterich in einen anderen Raum und lassen ihn so lange dort, bis er einige Minuten ganz still gewesen ist. Auch hier zählt die Zeit erst von dem Augenblick an, wenn das Kind wirklich nicht mehr herumtobt. Nach der „Auszeit" ist der Fall erledigt und Ihr Sprössling darf sich wieder seinen Beschäftigungen zuwenden.

Mit Aggressionen umgehen lernen

Julian kocht wieder einmal vor Wut. Gerade wollte der Fünfjährige ein Loch in der Sandkiste buddeln, als Mama ihn zum Händewaschen und Mittagessen ruft. Das passt ihm jetzt ganz und gar nicht! Als Mama darauf besteht, wirft er mit Sand nach ihr und schlägt mit seiner Schaufel um sich. Sie muss ihn richtig fest packen und ins Haus schleifen. Bald schafft sie das nicht mehr, dann ist Julian einfach zu schwer ...

Ob eigene Misserfolge oder durchkreuzte Pläne – der Wutpegel schwappt bei ADS-Kindern schnell über. Und Selbstbehauptung schlägt dann leicht in Aggressivität um. Auch wenn ihnen jemand zu nahe kommt, sie sich in die Enge getrieben fühlen oder sie einfach nicht wissen, wie sie in bestimmten Situationen reagieren sollen, verhalten sie sich schnell und für ihre Mitmenschen absolut nicht nachvollziehbar aggressiv. Kein Wunder, dass sie oft nicht gern gesehen sind und als Spielkameraden gemieden werden. Dabei meinen die Kinder es in der Regel gar nicht böse. Im Gegenteil: Eigentlich sind sie schlicht und einfach hilflos – ihren eigenen Kräften, die sie schlecht dosieren können, gegenüber ebenso wie ihrer Umwelt. Ihr Problem ist es, dass sie ihr überschießendes Temperament kaum zügeln. Und je mehr sie aufgrund ihres vermeintlich aggressiven Verhaltens abgelehnt und in eine Außenseiterposition gedrängt werden, desto schneller kocht

Wut hoch. Aber Ihr Kind ist zwar wild und widerspenstig, aber keineswegs bösartig.

Der Widerspenstigen Zähmung

○ Seien Sie stets ein Vorbild für Ihr Kind. Wenn Sie selbst bei jeder Kleinigkeit gleich auf die nächste Palme gehen, herumtoben und schreien, müssen Sie sich nicht wundern, wenn Ihr Nachwuchs Sie nachahmt.

○ Das gilt natürlich auch für Schläge. Erklären Sie Ihrem Kind immer wieder, dass Schlagen und andere Handgreiflichkeiten kein passendes Mittel sind, um Wut auszudrücken oder mit Aggressionen umzugehen. Und wenn Ihnen irgendwann wirklich mal selbst die Hand ausrutschen sollte, dann entschuldigen Sie sich auf jeden Fall hinterher dafür.

○ Beobachten Sie Ihr Kind eine Zeit lang sehr genau: In welchen Situationen wird es aggressiv? Wann reagiert es eindeutig zu heftig? Kann es sich vielleicht gegen ihm überlegene Spielpartner nicht anders wehren? Sollte das der Fall sein, zeigen Sie ihm Auswege aus seinem Dilemma.
Oder wird Ihr Sprössling gezielt von anderen geärgert? Dann nehmen Sie ihn ruhig mal in Schutz – auch anderen Müttern gegenüber, die gern einem vermeintlichen „Wüstling" immer wieder die Schuld in die

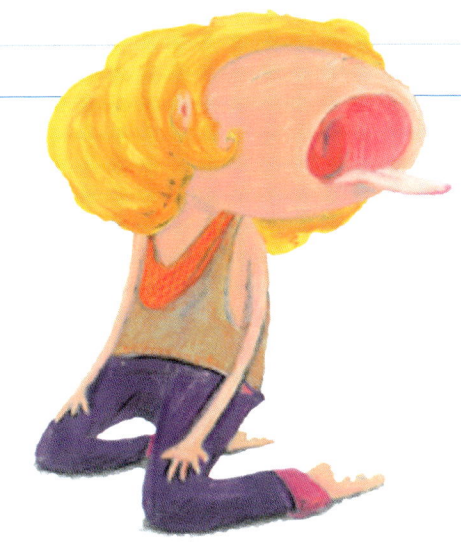

Schuhe schieben. Werden Sie aber auch zum Fürsprecher Ihres Kindes. Erklären Sie anderen, dass ein etwas grobes Rempeln nicht böse gemeint, sondern vielleicht sogar der Ausdruck großer Freude und Aufregung ist.

❍ Machen Sie Ihrem Kind schon früh klar, dass es Spielregeln im Umgang miteinander gibt: Wütend zu sein und seine eigene Wut abzureagieren, ist völlig in Ordnung. Seine Aggressionen an anderen auszulassen, dagegen nicht!

❍ Stellen Sie eindeutige Regeln auf: Du sollst nicht schlagen, beißen, kratzen usw. Hält Ihr Kind sich nicht daran, hat dies sofort Konsequenzen.

❍ Ein Tritt gegen das Schienbein ist sehr unangenehm, was ein ADS-Kind, das selbst kaum Schmerz empfindet, wahrscheinlich kaum nachvollziehen kann. Sagen Sie Ihrem Sprössling deshalb, wenn Ihnen oder anderen Kindern etwas wehtut. Nur so kann es Mitgefühl lernen.

Aggressionen umleiten

❍ Bieten Sie Möglichkeiten an, Aggressionen auf ungefährliche Weise Luft zu machen. So kann man sich wunderbar mit Boxhandschuhen und einem Punchingball als Gegner abreagieren. Oder Ihr Kind schüttelt alle Gliedmaßen so stark aus, dass der Ärger abfällt. Auch Ringkämpfe und Raufereien mit Papa lassen Wut in ausgelassene Fröhlichkeit umschlagen.

❍ Lassen Sie Ihr Kind Löwe oder Tiger spielen. Dazu setzt es sich auf die Fersen und legt die Hände auf die Oberschenkel. Beim Ausatmen streckt es die Zunge weit hinaus und brüllt laut tief aus dem Bauch heraus.

❍ Suchen Sie gemeinsam mit Ihrem Kind, wenn es etwas größer ist, eine Sportart, die ihm Spaß macht, bei der es Aggressionen abbauen und Erfolge für sich verbuchen kann. Das stärkt sein Selbstbewusstsein.

❍ Sprechen Sie schon früh mit Ihrem Kind über seine Gefühle. Anfangs können Sie dabei Bilderbücher oder „Gefühlewürfel" mit aufgedruckten Gesichtern, die wütend, traurig oder fröhlich aussehen, zu Hilfe nehmen. Zeigen Sie Ihrem Sprössling, dass er seine Wut mit Worten ausdrücken kann und nicht erst tatkräftig werden muss. Nehmen Sie seine Gefühle ernst und fragen Sie ihn auch, woher sie kommen. Ihr Kind muss seine Emotionen erst kennen lernen, um sie auszudrücken – etwas, das viele Erwachsene noch nicht können. Also haben Sie Geduld!

Aller Anfang ist schwer: Hilfen für den Schulstart

„Schule ist Mist!", poltert Sören los, als er nach Hause kommt. Noch vor drei Wochen war der Siebenjährige hochmotiviert zu seinem ersten Schultag aufgebrochen. Doch schon jetzt hatte es – wie sich nachmittags im Gespräch mit der Lehrerin heraus- stellen wird – heftig Ärger gegeben. Sören konnte einfach nicht stillsit- zen, rannte ständig in der Klasse he- rum und störte vor allem durch lau- tes Herumalbern. Kein guter Start für die Schulkarriere ...

Aller Anfang ist schwer, gar keine Frage. Vor allem für ADS-Kinder ist der Schul- start eine große Hürde, die es zu nehmen gilt. Denn von diesem Tag an können sie nicht mehr einfach weglaufen, wenn ihnen der Sinn danach steht. Sie sind gefordert. Und davon, wie sie den Schul- alltag beginnen, hängt ihr gesamtes weiteres (Schul-)Leben ab. Ist die Motiva- tion erst einmal gestört, hat das Kind schnell seinen Stempel als Störenfried oder Klassenclown weg, wird es in die Schublade der Lernschwachen gesteckt, reichen selbst Maßnahmen wie Klassen- oder Schulwechsel oft nicht mehr, um das Ruder von Schulfrust in Richtung Lust aufs Lernen herumzuwerfen.

Gezielte Vorbereitung

Sicher, es gibt auch immer wieder Spätzünder, die erst nach einigen Jahren ihre Talente voll entfalten und auch zu nutzen wissen. Eltern sollten also die

Hoffnung nie aufgeben. Noch besser ist es jedoch, Ihrem ADS-Kind außer einer gut gefüllten Schultüte eine ordentliche Portion Hilfestellung mit auf den Weg in den ABC-Schützen-Alltag zu geben.

○ Ist Ihr Kind wirklich schulreif? Schicken Sie es nicht aus falsch verstandenem Ehrgeiz zu früh zur Schule. Versuchen Sie auch ruhig, ein bereits schulpflichtiges Kind noch ein Jahr zurückstellen zu lassen. Das sind wertvolle Monate, in denen Ihr Sprössling ungeahnte Fortschritte machen kann, die ihm dann den Schulstart immens erleich- tern. Denn gerade zwischen dem sechsten und dem achten Lebens- jahr entwickeln sich im kindlichen Gehirn verstärkt hemmende und regulierende Fähigkeiten. So gelingt es kleinen Menschen normalerweise immer besser, überschießende Mus- kelbewegungen zu kontrollieren und zu bremsen. Selbst wenn dies auf ADS-Kinder nur begrenzt zutrifft, kann sich auch bei ihnen in einem Jahr viel verändern.

○ Hinkt Ihr Kind in seiner gesamten Entwicklung den Gleichaltrigen noch hinterher? Dann versuchen Sie, ihm vor dem Schuleintritt so viel Förderung für seine Sinneswahr- nehmung und sensorische Integra- tion mitzugeben wie möglich.

○ Kann Ihr Kind sauber an Linien entlangschneiden und erste Druck-

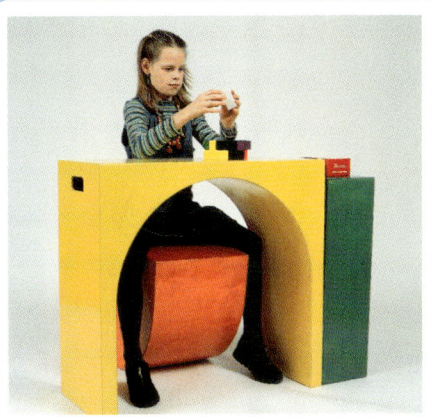

buchstaben abschreiben (im Alter von fünf Jahren)? Bindet es seine Schuhe selbst zu, isst es geschickt mit Messer und Gabel oder zeichnet es eine menschliche Gestalt mit Kopf, Rumpf, Armen, Beinen, Händen und Füßen (im Alter von sechs Jahren)? Wenn nicht, sollten Sie sich zusätzlich zur Schulung der Basissinne rechtzeitig um eine spezielle feinmotorische Förderung, z. B. bei einem Ergotherapeuten, für Ihren Sprössling bemühen.

○ Übertragen Sie Ihrem Kind schon ein paar Monate vor Schuleintritt kleinere Aufgaben zu Hause, wie z. B. immer den Abendbrottisch decken. So kann es sich langsam daran gewöhnen, Pflichten zu erfüllen.

○ Spielen Sie zusammen – am besten mit der ganzen Familie – Regelspiele. Auch Spiele verlieren und bis zum Ende durchhalten will gelernt sein.

○ Reden Sie mit Ihrem Sprössling über das, was er tut. Lassen Sie ihn genau erklären, wie er z. B. eine Bastelei angefertigt hat. Auf diese Weise übt er, seine Handlungen zu planen und

Strategien zur Lösung von Problemen zu entwickeln. Mit der Zeit kann er schon sagen, was er genau machen will, bevor er damit anfängt.

○ Üben Sie, große Aufgaben in mehrere kleine aufzuteilen. Schritt für Schritt lässt sich vieles leichter bewältigen.

Gute Lernbedingungen schaffen

○ Richten Sie Ihrem Kind zu Hause einen Arbeitsplatz ein, an dem es ungestört seine Aufgaben machen kann. Und helfen Sie ihm dabei, dort für Ordnung zu sorgen. Ein Schreibtisch, der mit Knete und Kaugummi zugemüllt ist, ist kein Ort für konzentriertes Arbeiten.

○ Schaffen Sie Stühle ab. Ein großer Gymnastikball zum Sitzen sorgt ständig für leichte Bewegung. Und die wiederum kurbelt die Aufmerksamkeit im Gehirn an. Ebenfalls wichtig für ADS-Kinder: kein zwanghaftes Stillsitzen. Zwischendurch aufstehen und im Zimmer herumgehen zu können fördert ihr Denkvermögen und bringt sie oft schneller zum Thema zurück.

○ Wie gemacht für Ihr Kind sind spezielle mobile Möbel, die sich aus verschiedenen Bauteilen zusammensetzen (Bezugsadresse im Anhang). Als Sitzmöbel dient eine Halbwalze, die leicht hin- und herschaukelt. Eine Studie hat gezeigt, dass dies nicht nur optimal für die Rückenmuskulatur ist, sondern auch Gleichgewicht und Konzentrationsfähigkeit fördert und Schüler körperlich wie geistig mobiler macht.

Mit allen Sinnen lernen

Zahlen sind nicht Nicos Welt. Beim Zählen kommt der Sechsjährige immer noch durcheinander. Immer wieder überspringt er Zahlen oder verwechselt sie und schon beim einfachsten Addieren kommt er nicht weiter. Wie soll er nur jemals richtig rechnen lernen?

Rechenschwäche, von Fachleuten „Dyskalkulie" genannt, ist eine der Teilleistungsstörungen, die ADS-Kindern zusätzlich zu ihren anderen Problemen häufig das Schulleben zur Qual werden lassen. Noch weiter verbreitet ist die Lese-Rechtschreib-Störung, die „Legasthenie". Sollte Ihr Kind diese Schwierigkeiten haben, braucht es ganz spezielle Förderung durch Fachleute in und außerhalb der Schule. Informationen dazu bekommen Sie von Selbsthilfeorganisationen (Adressen im Anhang). Aber auch ohne solche besonderen Störungen haben ADS-Kinder es im normalen Schulalltag nicht leicht. Ihre motorische Unruhe und ihre Unaufmerksamkeit machen es ihnen schwer, dem Unterricht zu folgen. Hinzu kommt, dass ADS-Kinder meistens ohnehin ganz anders lernen, als es in unseren Schulen zur Zeit üblich ist.

Ganzheitlich erfassen

Experten wie der amerikanische Jeffrey Freed haben herausgefunden, dass ADS-Kinder fast ausschließlich „rechtshemisphärische" Menschen sind, also überwiegend mit ihrer dominanten rechten Gehirnhälfte lernen. Sie brauchen erst ein Bild vom Ganzen, bevor sie sich mit Details beschäftigen können. Sie sind äußerst kreativ und lernen vor allem durch Zuschauen und Selbertun. Erklärungen rauschen förmlich an ihnen vorbei. Kein Wunder, dass sie im traditionellen Frontalunterricht eher ihre Gedanken schweifen lassen, statt sie auf das Lernziel zu konzentrieren.

Abhilfe kann da ganzheitliches Lernen schaffen, Lernen mit allen Sinnen. Bereits Anfang des 20. Jahrhunderts vertrat die große italienische Pädagogin Maria Montessori die Auffassung, dass Kinder durch Aktivität, „handelnd", am leichtesten lernen. Und je mehr verschiedene Sinne dabei angesprochen werden, desto besser die Verarbeitung im Gehirn. Eine Vorgehensweise, die Ihrem ADS-Kind besonders zugute kommt und sogar Teilleistungsstörungen günstig beeinflussen kann. Versuchen Sie deshalb zu Hause den Lernstoff etwas „sinnvoller" anzubieten.

❍ Arbeiten Sie viel mit Farben. Kräftiges Rot und leuchtendes Gelb verbessern die Aufmerksamkeit. Schreiben Sie zum Beispiel bunte Wörter, jeden Buchstaben in einer anderen Farbe, oder heben Sie gezielt nur schwierige Stellen hervor (z. B. „i" und „ie").

❍ Setzen Sie möglichst oft Bewegungen ein. Zählen kann man etwa Schritt für Schritt beim Laufen oder Treppensteigen üben – vorwärts und rückwärts.

○ Machen Sie abstrakte Dinge begreifbar. Wenn zum Hören und Sehen noch zusätzlich der Tastsinn, die Tiefenwahrnehmung und die Schwerkraft Reize liefern, bilden sich im Gehirn mehr Vernetzungen. Die jeweilige Information setzt sich nachdrücklich fest. Wer etwa eine Tüte mit einem Kilogramm Mehl hochhebt, wird schnell feststellen, dass sie schwerer ist als eine, die nur 250 Gramm enthält.

○ Helfen Sie Ihrem Kind, schon früh in Bildern zu denken. Liefern Sie ihm immer wieder Bilder für bestimmte Dinge: z.B. das „B" sieht aus, als wenn es zwei Kiepen hätte. Zeigen Sie ihm erst ein Gesamtbild, dann kann es Einzelheiten besser zuordnen.

Dies sind nur ein paar kleine Anregungen. Zum Rechnen- und Schreibenlernen gibt es im Fachhandel spezielles Lernmaterial nach den Ideen von Maria Montessori. Überlegen Sie auch, wie Sie Ihrem Kind etwas mit möglichst vielen sinnlichen Erfahrungen nahe bringen können. Denn etwas, was Kinder mit all ihren Sinnen aufgenommen haben, werden sie ihr Leben lang nicht mehr vergessen.

Den Lehrer einbeziehen

Vielleicht können Sie solche Anregungen sogar auf einem Elternabend oder im Gespräch mit dem Klassenlehrer Ihres Kindes einbringen. In jedem Fall sollten Sie schon vor Schulanfang die speziellen Probleme Ihres ADS-Kindes ansprechen. Wenn es Ihnen gelingt, einen Verbündeten zu gewinnen, können Sie dem Schulbeginn gelassener entgegensehen.

○ Bitten Sie den Lehrer, Ihr Kind nach vorn in seine Nähe zu setzen. Wichtig ist ein fester Platz von Anfang an. Häufige Platzwechsel verwirren das Kind. Und an kleineren Tischen wird ein ADS-Kind weniger abgelenkt als an großen Gruppentischen.

○ Ein fester Blick in die Augen, ab und zu eine Hand auf der Schulter oder ein Antippen können ein ADS-Kind, dessen Gedanken abschweifen, wieder in den Unterricht zurückholen.

○ Fragen Sie, ob Ihr Kind in der Schule seinen Stuhl gegen einen Sitzball austauschen darf. Ist das nicht möglich, hilft vielleicht ein Kastanienkissen (siehe Abschnitt „Konzentrationstraining auf lockere Art"). Eventuell kann der Lehrer Ihr Kind ja mit „laufenden Sonderaufgaben", wie Tafelwischen, betrauen.

○ Kann Ihr Kind sich besser konzentrieren, wenn es etwas in der Hand hält oder auf Papier herumkritzelt, sagen Sie dies dem Lehrer. Schön wäre, wenn er den Zappelphilipp gewähren ließe. Sie können ihm dann einen besonderen Stein mitgeben.

○ Hausaufgaben, Termine, Absprachen – ein ADS-Kind sollte alles aufschreiben. Bis zu Hause ist es sonst vergessen.

○ ADS-Kinder brauchen viel Lob und Anerkennung – nicht nur für Glanzleistungen, sondern auch schon für ihre Bemühungen. Eine Extraportion Motivation kann also nicht schaden.

6

Sich rundherum wohl fühlen: Wie die ganze Familie mehr Streicheleinheiten bekommt

Ein Alltag zum Wohlfühlen

Ulla ist völlig verzweifelt. Schon wieder hat ihr Sohn Lukas den ganzen Tag nur getobt und gebrüllt. Immer wenn sie dachte, er hätte sich jetzt endlich gefangen, rastete er wieder aus – wegen irgendwelcher Banalitäten, die niemand nachvollziehen konnte. So hat Ulla sich ihr Familienleben wirklich nicht vorgestellt. Das geht allmählich über ihre Kräfte ...

Das Zusammenleben mit einem ADS-Kind kostet eine Extraportion Kraft. ADS-Kinder sind eine extreme Belastung und Herausforderung für ihre Umwelt und natürlich besonders für ihre ganze Familie. Selbst wenn Sie Ihr Kind noch so sehr lieben, wird es Ihnen mit seinen extremen Verhaltensweisen und seinen anstrengenden Eigenarten irgendwann auf die Nerven gehen. Spätestens wenn Sie mal nicht so guter Stimmung sind oder unter Zeitdruck stehen, wird seine ständige Unruhe Sie nervös machen. Und auch seine abrupten Stimmungsschwankungen und explosiven Wutanfälle werden Sie ab und zu kaum ertragen können, ohne selbst in die Luft zu gehen. Verständlich! Denn schließlich sind Sie kein Übermensch!

Doch gerade Ihr Kind braucht Eltern, auf die es sich rund um die Uhr verlassen kann, die ihm beständig Halt und Sicherheit geben, Geduld mit ihm haben und eine häusliche Atmosphäre schaffen, die Ruhe und Geborgenheit ausstrahlt. Denn die Familie ist die Keimzelle für Wohlbefinden, vor allem für ADS-Kinder. Da reicht kein Vertrösten auf die nächsten Ferien oder das kommende Wochenende! Ein Alltag zum Wohlfühlen, jeden Tag 24 Stunden lang, das ist es, was diese Kinder am dringendsten brauchen. Sicher, nicht immer herrscht nur eitel Sonnenschein. In den besten Familien gibt es Zeiten, in denen Probleme und Stress das Leben belasten. Doch wichtig ist, sich davon nicht komplett aus der Bahn werfen zu lassen. Und wenn die Grundmauern solide sind, können sie so manchem hyperaktiven Sturm standhalten. Bemühen Sie sich deshalb, trotz der Probleme Ihres ADS-Kindes so normal wie möglich zu leben. Auch wenn Ihr Zappelphilipp mehr Beachtung und Aufmerksamkeit fordert als andere Kinder, muss sich nicht ständig alles nur um ihn drehen. Machen Sie es sich zusammen schön und sorgen Sie auch dafür, dass Geschwisterkinder dabei nicht zu kurz kommen. Das ist die beste Basis für ein wohltuendes Familienleben.

Versuchen Sie, gemeinsam mit Ihrem ADS-Kind Ihr Leben mit allen Sinnen und aus vollen Zügen zu genießen. Und gehen Sie achtsam mit sich selbst um. Denn nur so haben Sie auf Dauer die Kraft, Energie und Geduld, die Sie dringend für Ihr Kind brauchen.

Mit allen Sinnen genießen

Das Leben genießen heißt natürlich nicht, dass Sie von früh bis spät ein Aktionsprogramm für Ihre Kleinen auf die Beine stellen sollen. Im Gegenteil. Gerade ADS-Kinder könnten das gar nicht verkraften. Es geht vielmehr darum, den Alltag mit all seinen Aufgaben so angenehm und ganzheitlich wie möglich zu gestalten. Und dafür bedarf es meist keiner zeitraubenden Aktivitäten und keines großen finanziellen Aufwands, sondern einfach eines etwas veränderten Bewusstseins. Nehmen Sie die kleinen Dinge des Lebens wichtiger: sich gemeinsam nachmittags eine gemütliche Teepause zu gönnen, sich zusammen in frischer Luft zu bewegen, statt sich vom Fernseher berieseln zu lassen, zusammen zu kuscheln, statt sich einzeln hinter der Zeitung zu verkriechen – sich einfach mehr Zeit füreinander freizuhalten, statt aneinander vorbeizulaufen. Es gibt tausend Möglichkeiten, wieder mehr Sinnlichkeit in unseren entsinnlichten Alltag zu bringen. Banale Kleinigkeiten, die jedoch dafür sorgen, dass sich Ihr Zappelphilipp etwas wohler in seiner Haut fühlt – und Sie dadurch auch.

Familienrituale geben Sicherheit

Hilfreich bei einer solchen Neugestaltung Ihres Alltags sind Familienrituale. Solche Fixpunkte im Tages- und Wochenablauf geben ADS-Kindern den Halt, den Sie dringend brauchen – auch wenn's mal hoch hergeht. Und Ihnen erleichtern Sie es oft, Ihr Pflichtprogramm besser zu strukturieren und sich tatsächlich mehr Zeit für Gemeinsamkeiten zu nehmen. Wer seinem Sprössling immer vor dem Schlafengehen eine Gute-Nacht-Geschichte vorliest, kann das ins Abendprogramm einplanen. Das ist wertvolle gemeinsame Zeit, die Kindern aber viel mehr gibt, als wenn sie mit einer Musikkassette ins Bett geschickt werden.

Rituale im Alltag

- ❍ Morgens nach dem Aufstehen kurz kuscheln.
- ❍ Sich im Kindergarten mit einem Kuss verabschieden.
- ❍ Zusammen Mittag essen und davon erzählen, was am Vormittag alles passiert ist.
- ❍ Jeden Freitag das Kinderzimmer sauber machen.
- ❍ Sonntags gemeinsam mit frischen Brötchen ausgiebig frühstücken und überlegen, wie der Tag gestaltet werden soll.
- ❍ Weihnachten vor der Bescherung in die Kirche gehen.
- ❍ Zum Geburtstag einen Gugelhupf backen.
- ❍ Vor dem Abendessen aufräumen.
- ❍ Abends den Tag Revue passieren lassen und darüber reden, was schön und was schlecht daran war.

Stress lässt sich vermeiden

Rituale sind ein wichtiges Element, um Struktur in den Alltag zu bringen, in die Woche, ins Jahr. Und diese feste Struktur ist das Stützkorsett, mit dem Sie Ihr ADS-Kind – zumindest teilweise – bändigen und so Stress vermeiden können.

Mehr Regelmäßigkeit im Leben

Ihre größte Geheimwaffe im ständigen Nervenkrieg um banale Selbstverständlichkeiten und im nie endenden Kampf gegen den Stress in Ihrer Familie ist ein ganz regelmäßiger, möglichst immer gleichbleibender Tages- und Wochenablauf: feste Essens- und Schlafenszeiten, Spielzeit nach dem Mittagessen, Baden vor dem Abendbrot, jeden Dienstagnachmittag zum Turnen, sonntagvormittags etwas mit Papa unternehmen. Diese Regelmäßigkeiten geben Ihrem Sprössling Ordnung und Halt in seinem chaotischen Leben und Ihnen mehr Ruhe. Deshalb: Auch wenn ein solcher fester Rhythmus vielleicht nicht Ihrem eigenen Naturell entspricht – versuchen Sie es trotzdem. Spontaneität und Unregelmäßigkeit sind nichts für ADS-Kinder. Sie werfen sie noch mehr aus der Bahn, sehr zum Leidwesen der restlichen Familie. Und was nützt es Ihnen, wenn Sie Ihr Kind, nur weil das Wetter so schön ist, abends länger draußen spielen lassen und es Ihnen irgendwann total ausgepowert und überdreht nur noch die Ohren voll brüllt? Das soll natürlich nicht heißen, dass Sie allen Wechselfällen des Lebens und spontanen Begebenheiten strikt aus dem Weg gehen sollen. Doch gehen Sie behutsam mit Ausnahmesituationen um. Wägen Sie ab, was Ihr Kind aus Ihrer Erfahrung heraus verkraften kann und was Sie ihm besser nicht zumuten. Manchmal ist es sinnvoller, es mit einem lieben Babysitter zu Hause zu lassen, als es zu unbekannten Abenteuern zu schleppen. Wenn trotzdem etwas anders ist als sonst, bereiten Sie Ihr Kind möglichst gut darauf vor. Einige Kinder brauchen ein paar Tage Vorbereitungszeit, um sich auf etwas Neues einstellen zu können, bei anderen hingegen ist es besser, sie erst kurz vorher zu informieren, weil sie sonst schon tagelang aufgeregt und unruhig wären. Und versuchen Sie außerdem, auch zu besonderen Zeiten wie Ausflügen, Festtagen und Urlaubsreisen so viele Ihrer festen Tageselemente wie möglich beizubehalten. Das hilft ungemein.

Freiräume schaffen

Struktur im Alltag hat noch einen anderen Vorteil: Sie sind auch eher in der Lage, sich Freiräume zu schaffen – für gemeinsame Aktivitäten mit der Familie, aber auch für sich selbst. Das ist gerade für so extrem belastete Eltern wie Sie enorm wichtig. Entwickeln Sie deshalb für sich persönlich eine ganz individuelle Überlebensstrategie – ohne schlechtes Gewissen. Denn nur wenn Sie seelisch wie körperlich immer wieder auftanken, sind Sie dem Alltagsstress gewachsen.

Planen Sie also Ihren Tag, Ihre Woche, setzen Sie Prioritäten und fassen Sie Aufgaben zusammen. Nicht alles muss auf einmal erledigt werden. Wer zum Beispiel einmal wöchentlich einen Großeinkauf macht, muss nicht jeden Tag für Kleinigkeiten in den Supermarkt laufen. Das spart wertvolle Zeit. Beteiligen Sie Ihre Kinder an Hausarbeiten und am Kochen. Das macht ihnen viel Spaß. Und verabschieden Sie sich von Ihrem Perfektionismus. Sie müssen nicht vom Fußboden essen können, ein Teller tut's auch.

Auszeiten gönnen

Wechseln Sie sich in der Betreuung Ihres Problemkindes ab. So kann zum Beispiel einen Abend Mama, den anderen Papa den unruhigen Geist ins Bett bringen. Das spart Nerven. Nehmen Sie jede Hilfe an, die Ihnen angeboten wird: von Freunden, Omas, Tanten und Nachbarn. Das entlastet Sie. Und falls Sie keine netten Helfer haben, leisten Sie sich ruhig ab und zu einen Babysitter. Eine Pause tut Ihnen gut. Gönnen Sie sich deshalb regelmäßig Auszeiten zum Verschnaufen. Gehen Sie mit Freunden ins Kino oder ins Konzert, treiben Sie Sport oder schwitzen Sie in der Sauna. Oder genießen Sie mal wieder einen netten Abend oder einen Wochenendtrip zu zweit. Sie haben es sich verdient. Denn der Stress, dem Sie durch Ihr ADS-Kind ausgesetzt sind, frisst Sie sonst auf. Dem müssen Sie vorbeugen. Und Eltern, die zufrieden mit sich und ihrem Leben sind und in einer glücklichen Partnerschaft leben, können auch ihren Kindern mehr Gutes geben als gehetzte, frustrierte und genervte Mütter und Väter, die meinen, sich für die lieben Kleinen total aufopfern zu müssen. Eine winzige Portion Egoismus – ohne schlechtes Gewissen genossen – schadet Ihrer Familie nicht. Sie sorgt für mehr Ausgeglichenheit und neue Lust auf Gemeinsamkeiten – auch mit Ihrem Zappelphilipp.

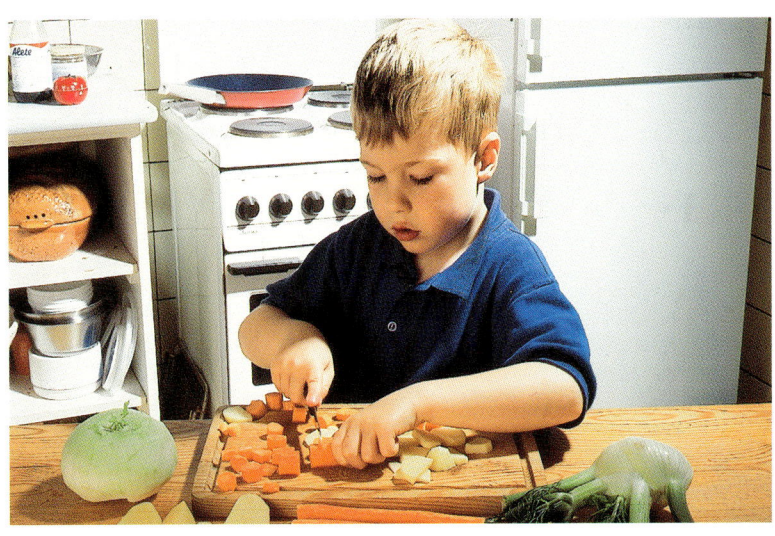

Raus aus der Isolation

Kontakte mit anderen Menschen – das ist ein Lebenselixier. Und eines, das gerade für Sie als Eltern eines hyperaktiven Kindes immens wichtig ist, auch wenn Sie sich manchmal mit Ihrem Kind vielleicht lieber verstecken würden. Denn die Gefahr für Sie persönlich ist, dass sich in Ihrem Leben und in Ihrer Familie alles nur noch um das ADS-Kind dreht. Die Folge: Sie rutschen in eine Außenseiterposition, ins soziale Abseits. Und auch das kann eine ordentliche Portion Stress verursachen.

Kein falsches Schamgefühl

Häufig zerbröckelt ein bestehender Freundeskreis nach der Geburt eines schwierigen Kindes, nehmen selbst nahe Verwandte bei ständigen Schreiattacken und Wutanfällen Reißaus. Und neue Kontakte aufzubauen ist gar nicht so einfach. Schließlich sind hyperaktive laute Zappelphilippe keine gern gesehenen Gäste bei Kindergeburtstagen oder willkommene Spielkameraden für die vermeintlich besser erzogenen Kinder überkritischer Nachbarinnen. Und mit Eltern, die ihren Sprössling „so schlecht im Griff haben", will man auch lieber nichts zu tun haben. Eine unangenehme Lage, aber keine aussichtslose.

Achten Sie deshalb bewusst darauf, dass Sie sich mit Ihrer Familie nicht allzu sehr einigeln. Sprechen Sie, wann immer sich eine passende Gelegenheit dazu ergibt, offen über die Schwierigkeiten Ihres Kindes und Ihre eigenen damit verbundenen Probleme. Vielleicht ist reine Unwissenheit der Grund für abweisendes Verhalten! Und vielleicht stoßen Sie dann doch auf größeres Verständnis, als Sie dachten. Verheimlichen Sie nichts. Sie müssen sich nicht schämen, nur weil Ihr Kind anders ist als andere. Weder Sie noch Ihr Kind können etwas dafür!

Ein guter Weg aus der Isolation ist, sich einer Selbsthilfegruppe anzuschließen. Der Kontakt und Austausch mit anderen betroffenen Eltern gibt Ihnen Hilfestellung in schwierigen Situationen, praktische Tipps und seelisch-moralische Unterstützung. Und nicht selten entwickeln sich daraus sogar neue freundschaftliche Beziehungen oder ergeben sich Gelegenheiten zu Freizeitaktivitäten mit anderen Familien.

Hören Sie sich an Ihrem Heimatort um, ob dort bereits eine solche Gruppe existiert. Adressenlisten haben auch die Dachorganisationen der Selbsthilfeverbände (Adressen im Anhang). Und wenn Sie gar keine bereits bestehende Selbsthilfegruppe finden, überlegen Sie doch einfach, ob Sie nicht selbst eine ins Leben rufen sollen. Unterstützung dafür gibt's ebenfalls von den Verbänden. Und wenn Sie erst einmal den Stein ins Rollen gebracht haben, werden Sie staunen, wie groß die Resonanz ist. Es gibt nämlich mehr Betroffene, als Sie glauben. Haben Sie also Mut zur Offenheit und gehen Sie raus aus der Isolation. Sie werden schnell merken: Sie sind nicht allein mit Ihren Problemen.

Kleine Fluchten aus dem Alltag

Doch auch die ganze Familie sollte ab und zu mal gemeinsam dem Alltag entfliehen – raus aus den heimischen Wänden, rein ins aufregende Leben. Kleine Fluchten, von Zeit zu Zeit mal etwas Besonderes machen. Das gelingt, wenn Sie gut planen und vorbereiten, auch mit Ihrem ADS-Kind, und tut sicher allen gut. Es muss ja kein Freizeitkonsum aus der Retorte am laufenden Band sein. Irgendwann mal ein Zoo, ein Erlebnisbad oder ein Freizeitpark, das ist sicher in Ordnung. Probieren Sie aus, wie Ihr Zappelphilipp auf solche Attraktionen reagiert. Doch pendeln Sie auf keinen Fall zwischen solchen Spaßaktionen hin und her. Planen Sie stattdessen Ihr eigenes Familienprogramm, das den Bedürfnissen aller gerecht wird und gar nicht viel kosten muss. Besonders toll: sinnliche Ausflüge, Aktionen, die möglichst viele sinnliche Eindrücke liefern. Gehen Sie zum Beispiel mit der ganzen Familie Erdbeeren pflücken und kochen Sie später zu Hause Marmelade daraus. Oder besuchen Sie ein Backfest, bei dem in einem Dorf in Ihrer Umgebung, in einer alten Mühle oder in einem Museumsdorf frisches Brot und Butterkuchen in einem Holzofen gebacken wird. Laufen Sie durch einen Wald, machen Sie eine Radtour mit Picknick oder eine Paddelfahrt mit anschließendem Grillen. Bauen Sie zusammen mit den Kindern einen Drachen und gehen Sie im Herbst auf ein Stoppelfeld, um ihn steigen zu lassen.

Schauen Sie einfach, was Ihre nähere Umgebung zu bieten hat, dann fällt Ihnen bestimmt noch viel mehr ein. Das sind Erlebnisse, von denen alle lange zehren werden. Und vielleicht lernen Sie dabei ja auch andere Familien mit Kindern im gleichen Alter kennen, mit denen Sie sich ab und an völlig unkompliziert zu solchen Fluchten aus dem Alltag treffen können. Die Chance, dass das reibungslos funktioniert, ist bei solchen Unternehmungen größer als bei einem gemeinsamen Kaffeetrinken am nett gedeckten Tisch.

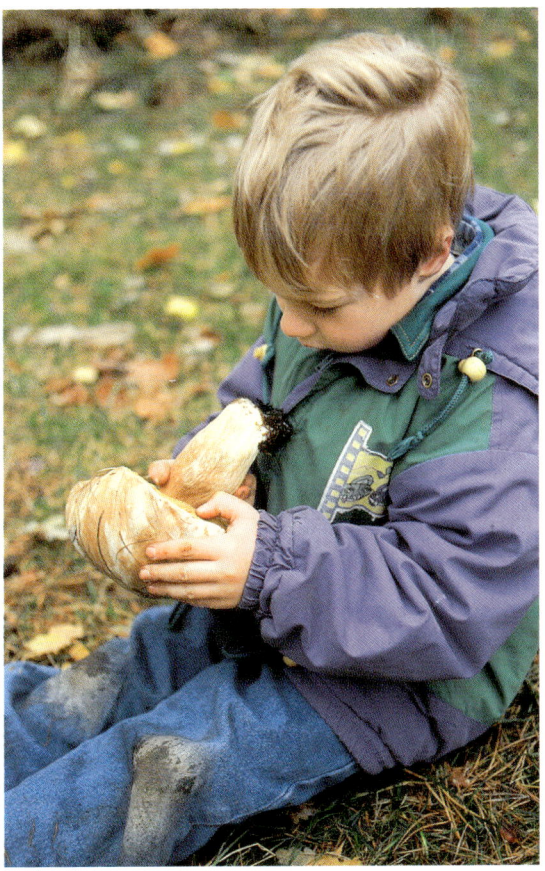

Wohlbefinden geht durch den Magen

Nicht nur Liebe geht durch den Magen – Wohlbefinden auch. Gerade ADS-Kindern bekommen Ernährungssünden schlecht. So ist es oft gar kein Wunder, dass es Zappelphilippen nicht gut geht, wenn man ihren Speisezettel betrachtet. Fast-food-Burger, Limonade und Schokoriegel sind darauf eher zu finden als Vollkornbrot, frisches Obst und Gemüse. Kinder essen nach wie vor zu viel Zucker – vor allem aus gesüßten Getränken und Süßigkeiten – und zu viel Salz, zu viel Fett und zu viel Eiweiß – speziell durch den erhöhten Fleischverzehr. Auf der anderen Seite droht ihnen in unserer satten Konsumgesellschaft „Unterernährung", ein Mangel an Nährstoffen, die sie für eine gesunde Entwicklung dringend brauchen. So bekommen Kinder laut der Deutschen Gesellschaft für Ernährung in unserer Zivilisationskost oft zu wenig Ballaststoffe für eine gute Verdauung, zu wenig Kalzium für den Aufbau der Knochen und Zähne, zu wenig Vitamin B1 und B2 für Stoffwechsel, Konzentration und Nerven und zu wenig Jod für die Schilddrüse. Und sie trinken viel zu wenig.

Hinzu kommt, dass in unserem hektischen Alltag kaum noch Muße für geruhsame Mahlzeiten im Kreise der Familie ist. Schnelles Essen zwischendurch, oft allein und nicht selten im Stehen, ist nicht das, was Kinder satt und zufrieden macht. Immer mehr Kinder beginnen ihren Tag ohne Frühstück. Gemeinsam mit Eltern und Geschwistern wird höchstens noch ein- bis zweimal pro Woche gegessen.

Nahrung für Leib und Seele

Dabei ist es gar nicht so schwer, durch gesundes Essen und regelmäßige Essgewohnheiten den Hunger der Kinder auf Nahrung für Leib und Seele zu stillen und so eine solide Basis für ihr Wohlbefinden zu schaffen. Legen Sie deshalb, auch wenn bei Ihrem ADS-Kind bisher keine allergischen Reaktionen auf bestimmte Nahrungsmittel festgestellt worden sind, trotzdem besonderen Wert auf eine vollwertige und ausgewogene Ernährung. Denn auch sie trägt zu seinem inneren Gleichgewicht bei.

○ Kinder haben im Vergleich zu Erwachsenen einen höheren Kalorienbedarf bezogen auf ihr Körpergewicht. So benötigen Mädchen und Jungen bis vier Jahre etwa 1300 kcal, zwischen vier und sieben Jahren etwa 1800 kcal täglich. Spontane körperliche Aktivität, wie etwa bei motorischer Unruhe von Zappelphilippen, verbrennt, wie Wissenschaftler festgestellt haben, vor allem bei Jungen zusätzliche Kalorien.

○ Der Stoffwechsel kleiner Leute ist vormittags am aktivsten. Deshalb sollte ein Drittel der Tagesration morgens und am Vormittag, ein Drittel zum Mittagessen und der Rest nachmittags und abends gegessen werden. Mehrere kleine Mahlzeiten über den Tag verteilt belasten die Verdauung weniger und sorgen für mehr Energie.

○ Wichtig als Energie-, Vitamin- und Mineralstofflieferanten: „komplexe"

Kohlenhydrate aus Vollkornprodukten, Obst und Gemüse. Da der Körper sie erst langsam verarbeitet, sorgen sie – anders als „einfache" („leere") Kohlenhydrate aus weißem Mehl und Zucker, die der Organismus schnell verbrennt – über einen langen Zeitraum für einen kontinuierlichen Blutzuckerspiegel. Also zum Frühstück statt Toast mit Marmelade lieber Müsli mit frischem Obst und Joghurt. Dabei möglichst Obst und Gemüse der Saison aus heimischem Anbau einkaufen. Obst immer roh, Gemüse am besten zur Hälfte roh verzehren.

○ Bringen Sie höchstens zwei Eier und zweimal pro Woche Fleisch auf den Tisch. Einmal sollte es wegen des Jodgehalts auf jeden Fall Seefisch geben.

○ Fett sparsam einsetzen. Für Salate kaltgepresste Öle, als Streichfett Butter oder ungehärtete Margarine verwenden. Achten Sie auf versteckte Fette, z. B. in Wurst, Käse, Pommes frites und Nuss-Nougat-Creme. Nüsse nur ungeröstet essen: Sie liefern wertvolle Vitamine und Fettsäuren.

○ Kinder sollten täglich ein bis 1,5 Liter trinken – am besten Mineralwasser, ungesüßte Früchte- und Kräutertees und verdünnte Obstsäfte ohne Zucker. Ein Viertel bis ein halber Liter Milch liefert das nötige Kalzium. Joghurt, Dickmilch und Quark am besten „natur" kaufen und mit frischem Obst und Kräutern verfeinern.

○ Pro Tag sollten nicht mehr als 150 bis 200 Kalorien in Form von Süßigkeiten gegessen werden. Das sind neun Bonbons oder zwei Gläser Limonade.

Üben Sie mit Ihrem Kind den bewussten Umgang mit Schleckereien. Süßes darf weder Zwischenmahlzeit noch Trostpflaster oder Belohnung sein.

○ Kochen Sie Gerichte vor und frieren Sie sie ein. Das hilft an Tagen, wenn die Zeit knapp ist. Und ein aufgewärmtes Essen am heimischen Tisch ist immer noch besser als der Gang in den Schnellimbiss.

○ Essen und Trinken kann und sollte Genuss pur sein. Nehmen Sie sich also Zeit fürs Kochen und Genießen. Wenn nicht alle zusammen essen können, sollte wenigstens ein Elternteil den Kleinen Gesellschaft leisten. Noch toller natürlich: Essen in großer Runde. Und am tollsten: wenn alle gemeinsam kochen. Kinder können schon früh mit kleinen Aufgaben einbezogen werden. Oder sie decken den Tisch. Essen soll allen Spaß machen. So eine gemeinsame Mahlzeit kann zum Fest der Sinne werden.

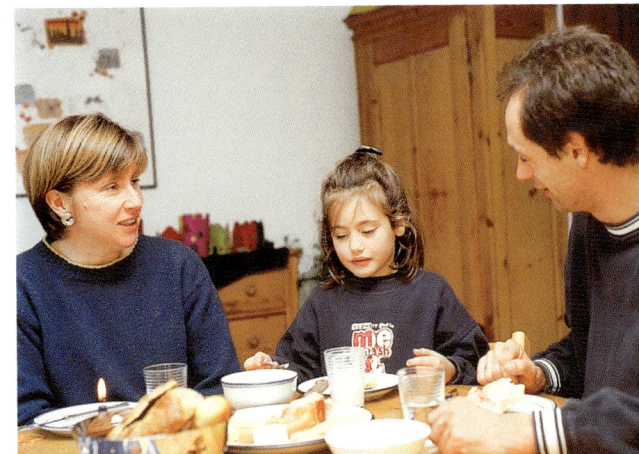

Wellness zu Hause

Stellen Sie sich vor, draußen stürmt und regnet es. Was gibt es dann Schöneres als ein heißes Bad? Unmöglich, sagen Sie, dafür würde Ihnen Ihr kleiner Unruhegeist gar keine Ruhe lassen? Warum versuchen Sie es nicht mal mit einem Badefest für die ganze Familie? Sie müssen ja nicht alle gleichzeitig in die meist zu kleine Wanne steigen. Die Kinder können zum Beispiel mit Papa anfangen, und während sie später abgetrocknet werden, geht Mama ganz in Ruhe hinterher baden. Beim nächsten Mal machen die Großen es umgekehrt. Wichtig ist, dass von Anfang an klar ist: Dieses ist ein besonderes Ereignis, das ist nicht einfach nur Waschen. Wir baden, weil wir uns dabei wohl fühlen wollen. Nehmen Sie sich also Zeit, zünden Sie vielleicht ein paar Kerzen im Badezimmer an, sorgen Sie für angenehme Wärme, legen Sie sanfte Musik auf und geben Sie einen wohlriechenden Badezusatz ins Wasser. Und hängen Sie, bevor Sie ins Wasser gleiten, genügend Handtücher zum Vorwärmen über die Heizung. Nach dem Baden können Sie sich alle gegenseitig abrubbeln, eincremen oder -ölen. Dann in Bademäntel einkuscheln, einen heißen Kräutertee oder einen frisch gepressten Obstsaft trinken, dabei eine schöne Geschichte vorlesen und einfach den Augenblick genießen. Die Alternative bei sommerlichem Sonnenschein: ein Schaumbad draußen als Riesenspaß für Groß und Klein. Und bei dieser Schaumschlägerei im Planschbecken müssen Sie nicht einmal Angst vor einer Überschwemmung im Badezimmer haben.

Fitness auf die sanfte Tour

Noch ein sinnliches Vergnügen für die ganze Familie: sanftes Fitnesstraining. Das gefällt sogar den Kleinsten schon, selbst wenn es bei ihnen mit der Ausdauer noch hapert. Versuchen Sie es trotzdem. Nehmen Sie sich Zeit für gemeinsame Körperübungen. Ob Gymnastik, Aerobic, Stretching, Yoga, Tai Chi oder die „Fünf Tibeter" – machen Sie einfach das, wozu Sie Lust und Laune haben. Bewegungen zu Musik kommen bei Kindern immer gut an. Tanzen Sie öfter mal wieder zu Hause – mal nach heißen Rhythmen, mal nach sanften, meditativen Klängen. Wer etwas für sein Herz-Kreislauf-System tun möchte, kann auch Walking, langsames Joggen und gemütliches Radfahren mit seinen kleinen Trainingspartnern ausprobieren. Mit Papa am Wochenende eine Runde über den Trimmpfad laufen oder Fußballspielen im Park finden Kinder ebenfalls toll. Und wenn Väter sonntags statt auf den Tennisplatz zu verschwinden mit ihren Sprösslingen Federball spielen, haben sie sich nicht nur fast genau so viel bewegt, sie sammeln auch noch viele Pluspunkte beim Nachwuchs.

Sich gegenseitig verwöhnen

Die schönste Art, sich gegenseitig zu verwöhnen, sind Massagen. Genau das Richtige, um zur Ruhe zu kommen, Stress und Hektik abzuschütteln und sich einfach nur rundherum wohl zu fühlen. Anregungen dafür finden Sie im Kapitel „Mit Fingerspitzengefühl". Auch gemeinsame Entspannungsübungen tun gut. Wer Erfahrungen mit Shiatsu und Reiki hat, kann seinem ADS-Kind, wenn es das zulässt, auf diese Weise ebenfalls etwas Gutes tun.

Doch es geht auch ohne viel Technik. Verwöhnprogramm pur für die ganze Familie ist Nichtstun. Einfach alle Alltagspflichten beiseite schieben und zusammen faulenzen. Was kann schöner sein in unserer hektischen und verplanten Zeit. Sich gemeinsam eine Auszeit nehmen: sich aufs Sofa kuscheln und vor sich hindösen, im Gras liegen und die Wolkenbilder am Himmel betrachten, in einer Hängematte sanft hin- und herschaukeln und die Seele baumeln lassen. Neue Kraft tanken und Energie schöpfen. Zusammen Blödsinn machen, einfach Spaß miteinander haben und aus vollem Hals lachen. Das sind sinnliche Genüsse ganz besonderer Art, vollwertige Nahrung für Körper, Geist und Seele, die emotional satt machen und besonders ADS-Kindern gut tun.
Angenommen zu werden, so wie man ist. Das Gefühl, für den anderen wichtig zu sein, geliebt zu werden – trotz seiner

Aromaöle zum Ausgleich

„Wellness" heißt die Zauberformel, mit der Sie Ihren Alltag in ein Wohl-fühl-Programm verwandeln können. Unser sinnliches Badefest ist ein Beispiel dafür. Ein anderes sind Aromaöle. Sie wirken entspannend und harmonisierend und stabilisieren das seelische Gleichgewicht. Sorgen Sie mit Duftlampen, in denen Sie Wasser mit einigen Tropfen ätherischer Öle verdampfen lassen, für eine angenehme und wohltuende Atmosphäre. Besonders gut geeignet sind dafür Geranium, Neroli (Orangenblüten) und Rose. Mischen Sie zum Beispiel 3 Tropfen Geraniumöl, 6 Tropfen Bergamotteöl, 1 Tropfen Rosenöl und 3 Tropfen Neroliöl zusammen, um einen guten Duft in Ihrem Wohnbereich zu erhalten. Bergamotte wirkt ebenso wie Zitrone leicht anregend. Beruhigend und stimmungsaufhellend sind Jasmin, Lavendel und Melisse. Am besten lassen Sie sich dort, wo Sie die Öle kaufen, individuell beraten.

„Macken" und Widerspenstigkeiten. Das ist der Stoff, aus dem Vertrauen, Geborgenheit und ein positives Selbstwertgefühl gewebt werden. Und der eine Familienatmosphäre schafft, die ADS-Kindern wohltut. Ein schützendes häusliches Klima, in dem die therapeutischen Bemühungen der Fachleute gut gedeihen und sich auch Problemkinder mit der Zeit zu ihrem Vorteil entwickeln können. Mehr können Sie als Eltern Ihrem kleinen Zappelphilipp kaum mit auf den Lebensweg geben.
Viel Erfolg dabei!

Wo es Rat und Hilfe gibt

Nützliche Adressen

AdS e. V., Elterninitiative zur Förderung von Kindern mit Aufmerksamkeitsdefizit-Syndrom (ADS) mit/ohne Hyperaktivität,
Postfach 1211, 71366 Weinstadt,
Tel. 0711/3450757

Arbeitskreis Überaktives Kind,
Dieterichsstr. 9, 30159 Hannover,
Tel. 0511/3632729, Fax 0511/3632772

Bundesarbeitsgemeinschaft zur Förderung der Kinder und Jugendlichen mit Teilleistungsstörungen (MCD/HKS)e. V.,
Wendelinstr. 64, 50933 Köln,
Tel. 0221/4995998, Fax 0221/4911464

Bundesverband der Elterninitiativen zur Förderung hyperaktiver Kinder e. V.,
Postfach 60, 91291 Forchheim,
Tel. und Fax 09191/34874

Bundesverband Legasthenie e. V.,
Königstr. 32, 30175 Hannover,
Tel. 0511/3187-38, Fax 0511/3187-39

Deutsche Gesellschaft für das hochbegabte Kind e. V.,
Sondershauser Str. 80, 12249 Berlin,
Tel. 030/7117718

Institut für Kindesentwicklung,
Dr. Inge Flehmig
Mexikoring 35, 22297 Hamburg,
Tel. 040/6325055

Mobile Möbel: Sie heißen „Landauer" und sind in einem Set (Tisch, Sitzwalze, Beistellregal) für ca. 548 DM zu beziehen über: Spectra-Lehrmittel-Verlag,
Beckenkamp 25, 46286 Dorsten,
Tel. 02369/91750, Fax 02369/917575.

Materialien für Bewegungsbaustellen liefert „Loquito" Spiel- und Sportgeräte, Peter & Ralf Hagedorn,
Frongasse 11, 52388 Wissersheim,
Tel. 02426/ 901364, Fax 02426/901365.

Informationen zum Lernen mit allen Sinnen, auch in Form von Elternseminaren, gibt die Gesellschaft für ganzheitliches Lernen e. V., Frau Dr. Charmaine Liebertz,
Zülpicher Platz 18, 50674 Köln,
Tel. 0221/9233-103, Fax 0221/9233-199.

Bücher zum Weiterlesen

Elisabeth Aust-Claus, Petra-Marina Hammer: Das ADS-Buch. Neue Konzentrations-Hilfen für Zappelphilippe und Träumer, 2. Aufl., Oberstebrink Verlag, Ratingen, 1999.

A. Jean Ayres: Bausteine der kindlichen Entwicklung. Die Bedeutung der Integration der Sinne für die Entwicklung des Kindes, 2. Aufl., Springer Verlag, Berlin/Heidelberg/New York, 1992.

Kurt Czerwenka, Roswitha Bolvansky, Wolfram Kinze: Hyperaktive Kinder. Ein Elternhandbuch, Beltz, Weinheim, 1997.

Manfred Döpfner, Stephanie Schürmann, Gerd Lehmkuhl: Wackelpeter und Trotzkopf. Hilfen bei hyperkinetischem und oppositionellem Verhalten, Beltz, Weinheim, 1999.

Walter Eichlseder: Unkonzentriert? Hilfen für hyperaktive Kinder und ihre Eltern, 2.Aufl., Beltz Taschenbuch, Weinheim, 1999.

Edward M. Hallowell/ John J. Ratey: Zwanghaft zerstreut. ADD – Die Unfähigkeit, aufmerksam zu sein, Rowohlt, Reinbek, 1998.

Jeffrey Freed, Laurie Parsons: Zappelphilipp und Störenfrieda lernen anders. Wie Eltern ihren hyperaktiven Kindern helfen können, die Schule zu meistern, Campus Verlag, Frankfurt/New York, 1998.

Ulla Kiesling: Sensorische Integration im Dialog. Verstehen lernen und helfen, ins Gleichgewicht zu kommen, Verlag modernes Lernen, Dortmund, 1999.

Johanna Krause: Leben mit hyperaktiven Kindern. Informationen und Ratschläge, Bundesverband der Elterninitiativen zur Förderung hyperaktiver Kinder e.V., München/Forchheim, 1998.

Christine Meier, Judith Richle: Sinn-voll und alltäglich. Materialiensammlung für Kinder mit Wahrnehmungsstörungen, verlag modernes leben, Dortmund, 1995.

Cordula Neuhaus: Das hyperaktive Kind und seine Probleme, Ravensburger Verlag, Ravensburg, 1996.

Evelyn Pferseer: Zappelphilipp und Hampelliese. Rat und Hilfe für hyperaktive Kinder und ihre Eltern, Leben & erziehen, Pattloch Verlag, Augsburg, 1997.

Jirina Prekop, Christel Schweizer: Unruhige Kinder. Ein Ratgeber für beunruhigte Eltern, 2. Aufl., Deutscher Taschenbuch Verlag, München, 1998.

Vera Rosival: Hyperaktivität natürlich behandeln, Gräfe und Unzer, München, 1994.

Ursula Walter: Mein wildes liebes Teufelchen. Hinweise für den Umgang mit hyperaktiven Kindern, 2. Aufl., Verlag Gesundheit, Berlin, 1992.

Renate Zimmer: Handbuch der Sinneswahrnehmung. Grundlagen einer ganzheitlichen Erziehung, 7. Aufl., Herder, Freiburg i. Br., 1995.

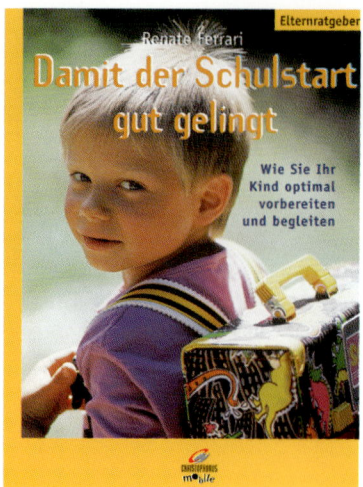

ISBN 3-419-53310-1

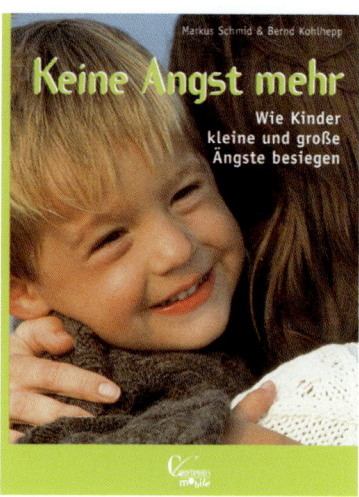

ISBN 3-419-53309-8

**Bücher,
die Eltern und
Kindern gut tun**

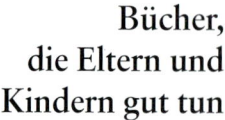

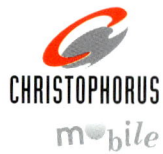

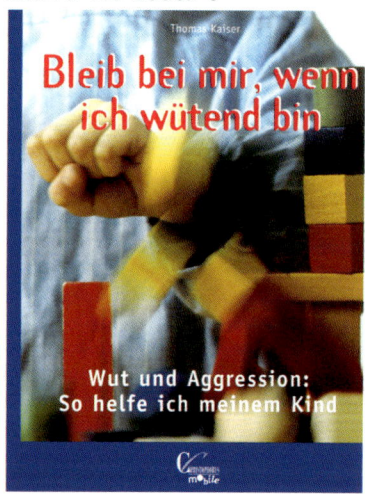

ISBN 3-419-53301-2

Impressum

© 2000 Christophorus-Verlag GmbH
Freiburg im Breisgau

Alle Rechte vorbehalten –
Printed in Germany

Jede gewerbliche Nutzung der Arbeiten und
Entwürfe ist nur mit Genehmigung der Ur-
heber und des Verlags gestattet. Bei Anwen-
dung im Unterricht und in Kursen ist auf
dieses Buch hinzuweisen.

Gesamtherstellung: Hampp Verlag, Stuttgart
Fotos: S. 24: Loquito Spiel- und Sportgeräte;
S. 28, 32, 57, 87, 89: Ulrich Niehoff; S. 81:
Spectra-Verlag; S. 22, 38, 64, 69: Heidi Velten;
S. 2–3, 4, 8, 18, 30, 43, 74, 91: Jutta Weser;
Titelfoto: Ulrich Niehoff
Illustrationen: Michael Luz
Satz: pws Print und Werbeservice Stuttgart
Layoutentwurf und Umschlaggestaltung:
communicate, Stuttgart
Druck: Franz-Spiegel-Buch, Ulm

ISBN 3-419-53313-6